マンネリ営業マンにならないための処方箋

●必携・ＭＲ活動の心得●

本文イラスト＝中山成子
編　集　協　力＝木谷早苗

はじめに

私はこれまで、約四〇余年間の永きにわたり、MR※諸君と同じく医師、薬剤師の先生方や医療関連に携わる方々に向けて、内科をはじめ多くの医療科に向けて医療用医薬品および医療機器類の営業活動を一筋に続けてきた。

この間、私自身が経験しなかった医療用医薬品の分野はただ一つ、眼科領域の「点眼水薬（※医療用医薬品［軟膏／クリーム剤］を除く）」だけである。

そこでこの著に、修羅場を幾度も潜り抜けながら、私が経験、体験してきた様々な話を、具体的事実に基づいて詳述していこうと思う。その内容が各分野で現場に立つMR諸君の、今後のMR活動の参考になれば幸いである。

私がこの著で記述する各章の項目の中には、実権限医師攻略の「極意」が生々しく見え隠れしているはずである。「医師攻略の極意、コツ……」といっても決して王道があるわけではない。間違いなくそこに存在するのは、基本道を大切にする道だと確信している。つまり、

①**「科学性に則った言動と、効果的、継続的医療情報の提供活動」**

※ MR＝Medical Representative（医薬品情報担当者）

②「ＭＲ個人の絶えざる人間性高揚と知性の増幅」
③「攻略したい医師の真のツボを熟知する」
の三つが、何事にも勝る基本である。

言い換えれば、ＭＲの仕事の評価基準は、「大きな器に入っている決められた一定量の水を、競合他社のＭＲと競争して、自分の持っている柄杓を使って限られた時間内に、一体何杯外に掬い取れるか？」の競争でもある。この競争に打ち勝つことが、ＭＲ諸君の社内での業績評価と直結しているといっても決して過言でない。したがってこの戦いは、たとえば、同種同効薬または異種同効薬を発売している製薬企業ＭＲ間での「掬《すく》い取り競争」でもあるわけだから、一杯でも多く外に掬い出すには、競争に取りかかる前の、初めのスタンスが極めて重要になってくる。洋の東西を問わず、多くの先哲たちは、まず初めから、「何事にも大きなスタンスで取り組もう」と唱えているように。

面白い表現としてその昔、ギリシャの海賊のボスがアレキサンダー大王に対して、「小さな舟で略奪する者は海賊と呼ばれ、大きな船で略奪する者は征服者と呼ばれる」といったと史実は伝えている。

さて、ＭＲ諸君はすでにご承知のように、第一回「ＭＲ認定試験」が行われたのは一九九七年（平成〇九年）一二月一四日である。

なぜ「MR認定試験」という制度が生まれたのか？　についてはここでは割愛するが、この制度が誕生してから早くもおよそ一五年が経過している。

その間、医療行政の変化に伴い、医療施設側のサービスの質および量と、医師たちの日常の診療スタンスにも大きな変化が生じてきた。ちょうど一九九五年（平成七年）、時の厚生省によって「医療はサービス業である」と、厚生白書に堂々とした定義が明記されて以来、この認識は全国に広く浸透した。医療は紛れもなく「サービス業」なのである。

ここでいう医療におけるサービスとは、ひとつは顧客に満足してもらうことである。顧客とは、患者やその家族の方々を指し、ただ単に、病気やケガを治療するだけでは、患者やその家族の方々には満足されない。その医療施設全体の雰囲気、医師をはじめとして受付の職員から全ての院内職員たちの接遇態度はもとより、病院関係者全員が心から親身になって、親切かつ丁寧に対応してくれたかどうかなど、患者対応のためのあらゆる「サービスの質と量」で医療施設が評価される。いくら優秀な医師が揃っていても、また最新の医療設備が整って、医療施設がピカピカ新品であっても、それだけでは〝リピーター〟はこないということである。

「医療はサービス業」であるという認識が定着してくると、極端にいって全国の医療施設側が、これまでの「患者を診てあげる」から「患者さんを見させていただく」という考え方に変わってきたことは事実である。

このように、この約一五年の間に医療を取り巻く周辺事情は大きく変化してきた。その状況が変化する下で、MRの活動は、患者の疾患恢復のためにという一貫した姿勢に変わりなく、医師や薬剤師の先生方に自社の医薬品・医療機器類を正々堂々と紹介し、処方、使用いただけるよう依頼する業務をプロの営業マンとして遂行してきた。

つまりMR活動を専門職としている全国六万人強のMR諸君の仕事は、厳しいが本当に素晴らしく「立派な仕事」であることには間違いなく、私も永年、MRの仕事を誇りに思って携わってきた。どうか、MR諸君も、今後、状況や環境がどのように変化しようと、自分の仕事に大いに自信を持って、正々堂々と日々の業務に専念されることを切に願って止まない。

さて、この著の主題であるMR活動成功への道標は、ここに記す「権限医師攻略の極意」を競合他社のMRよりも一日でも早く心得て、日常活動の中で継続して生かしていくことに尽きる。問題は、その極意をどうやって会得、体得するかだ。そして、いかにそれを継続して実践に繋げていけるかにかかっている。この極意を頭で理解しただけではダメで、自らの継続した実践によって「成果」として体験しない限り、反省点もわからなければ、進歩することも成長することも見込めない。

この著を上梓するに当たって、私を永年お引き立てくださり、かつ、幾多の学術的な面からも熱きご指導を賜ってきた、国内はもとより世界的にも著名な亀田総合病院特命副院長の加納宣康医師にご相談申しあげたところ、先生からの強いお薦めをちょうだいした背景がある。

ここに書き表す内容は、MR諸君が退屈されないようできる限り、楽しくスマートに、具体的事実を生々しく泥臭く綴ってみた。ややもすると私の自慢話のように聞こえる個所もあろうかと思うが、決してそういう心意で綴ったわけではなく、多くのMR諸君のさらなる「勇気と気づきのかけ橋」となるよう願って、記述しているので、寛容の気持ちでお読みいただきたい。

なお、文中、医師と筆者との実際の話のやり取りを「対話形式」で表現しているが、医療用医薬品、医療機器類のMR活動の営業なので当然ながら、医薬品の作用機序や薬理学的作用、有用性、有効性および安全性や留意点をはじめ、医療用機器類に関しては、その安全かつ効果的な使い勝手や機能性などの、いわゆる学術的、科学的、ディテール※にふれる話法が出てくるが、医師との話のやり取りはあくまでも、実話を出すことが目的で、学術的ディテールの部分は詳細を割愛させていただいたことをお断りしておく。

二〇一二年（平成二四年）三月一一日　石川孝司

※ Deteil　業界用語で詳しく説明すること。

推薦のことば

加納宣康
亀田総合病院特命副院長、主任外科部長、内視鏡下手術手術センター長
帝京大学医学部外科学客員教授　安房地域医療センター顧問
マハトマ・ガンジー・メモリアル医科大学名誉客員教授
1993年　American College of Surgeons から International Guest Suholarship を取得

世の中に多くのビジネスマン向けの著書があるが、製薬会社に勤務する営業マン（所謂、MRさん）を対象として書かれた著書には出会ったことがない。

私は仕事柄、これまでに数多くのMRさんに出会い、情報提供ならびに御指導をいただいてきたが、その中でも本書の著者：石川孝司氏は、同僚のMRさんたちのみならず、私のような医師にも大きな影響を与え、指導力を発揮してこられた方である。

その石川氏がこの度、営業畑一筋に歩いてこられた経験およびその人生観をまとめて出版されることになった。できあがった草稿を読ませていただいたが、本書は医薬業界の人々ならずとも、「人間として学ぶべきもの」が無数に含まれた著書となっていることに感動を覚えた。

著者は、これまでにシオノギ製薬株式会社、ヘキスト株式会社（現、サノフィ・アベンティスト株式会社）およびテルモ株式会社という、日本および世界の一流製薬会社の要職を経験

され、いずれにおいても立派な営業成績を挙げてこられた。しかし、私が注目しているのは、著者の営業マンとしての成績だけではない。特筆すべきは、各社においてこれまで後輩営業マン・ビジネスマンたちの教育に力を注ぎ、「人を育てる」仕事を見事にこなしてこられたことである。著者が「営業成績の上げ方」の極意を掴んでおられるのはもちろんであるが、そのためにも「人間同士の接し方」が大切であることを氏は本書の中で強調しておられる。

本書は日頃医療機関に出入りして、営業活動に勤しんでおられるＭＲさんたちの格好の教科書になるのみならず、多くのＭＲさんたちに接する機会の多い、医師はじめすべての医療職の人間にとっても、「いかにしてＭＲさんたちを理解し、人間同士としてのお付き合いを深めていくか」について学ぶための最高の指南書になるものと確信する。

また、石川氏は「接遇教育の達人」としてもよく知られており、これまでにも日本各地で講演をされている方である。本書でも随所にその経験がちりばめられていて、あらゆる職種の人間にとり貴重な「人生学」、「人間学」の案内書となっている。

職種に関係なく、ひとりでも多くの日本国民が本書を手にとって、「自分の生き方」、「人間としてのあり方」を振り返ってほしいと念願している。

（本稿では、これまで長年お世話になってきた製薬会社の営業マンの方々へ敬意と感謝の念を表すために、「ＭＲ」とは呼ばず「ＭＲさん」と呼ばせていただいた）

◎目　次◎

●第四章　実権限医師攻略の極意・その1

●第七章　理想のMRになるには

第一章　ＭＲの素養と感性

1）ＭＲの仕事には三つのスタイルがある

ＭＲの「仕事」には、次の三つのスタイルがある。

一つは、自分がやりたい仕事を意欲的にするスタイル。そして三つ目は、言われた仕事を責任をもってするスタイル。二つ目は、やらねばならない仕事を義務感をもってするスタイル。

ＭＲという仕事は、この三つのスタイルのどれが欠けても務まらないと思う。医師が暗にＭＲに求めているのは、最新の医薬品情報であることはもちろんであるが、それ以前にＭＲが「自分を最重要視し、サポートしてくれる味方」であることを、ＭＲは心に刻み込んでおかなければならない。

ＭＲとはMedical Representativeつまり医薬品情報担当者で、はっきりいって営業担当者である。したがってＭＲ技術の向上は、経験を通して得られるものがほとんどで、他の全ての技術や職業と同様、はじめは「習うより慣れろ」の世界であると言える。

今日の、医療用医薬品や医療器の効能、効果において品質、安全性、使い勝手などの面で、かつてのような優劣の差は、メーカー間にほとんどないのが現状である。モノの中身が良いからとか、値段が安いからなどの理由で市場を席巻することは、もはやこの世界では考え難いことになっている。

したがって、ＭＲとして、医師相手の仕事に、どれだけ真剣に向き合って努力をしているか？　してきたか？　が優劣の大きな分かれ目になる。はっきり言えることは、優秀なＭＲの技術は休みない研鑽から得られた知識をもとに、実際の経験によって積み重ねられたものであり、これがＭＲの素質（先天的能力）から素養（後天的能力）へと花開いていくのである。

また、人間が持つ資源には「五つの資源」があることは以前からよく知られている。

それは知識、情報、技能（技術）、配慮、行動の五つで、この中の一つでも劣ると人間の力は半減すると言われてきた。また、この五つが一つひとつ加算されるよりも、かけ算することにより人間の力は倍増されるとも言われている。

その公式は、次のとおりである。

（知識＋情報＋技能）×配慮×行動＝成果

中でも「配慮」は、人間性（人柄）の基本であり、周囲に対する気働きや、心配りが欠けると相互信頼、相互依存の関係が薄れ、成果も上がらない。そこで、営業マンとしてのＭＲの能力を磨き、技術を高めるためにはどうあるべきか？　を述べていこう。

2）好感を持たれるＭＲの行動「十カ条」

ＭＲ活動をする上で、顧客である医師たちに好感を持って受け容れられるには、どのような点に心配りしておくかを一〇項目にわたって挙げてみる。

（1）アポイントを取ってから訪問せよ。

メーカーは各社ともＭＲ増員傾向にある。昨今は、ＭＲ数六万人余とも言われており、これからはますますＭＲによる医師奪い合いの様相を呈してくる。優秀で力のある医師は、患者やＭＲから頼りにされており、多忙を極めているので、面談時間をとることがむずかしい。

ＭＲの仕事は、「行って、会って、話して、自社の医薬品、医療用機器を使用いただくこと」であり、お会いして話してこそ成果に結び付くのであるならば、面談できる時間のアポイントは、必ず取って訪問をしなければならない。

（2）グループ、集団認知（販促）の機会を積極的に作れ。

医師は、親しい仲間や自己の専門に関連した医師との繋がりや、会合の「場」を大切にしている。この場を活かすためには、医局、病棟説明会やディナー・ミーティングなどを積極的に企画、開催し、より多くの医師と面談するチャンスを作ることがすなわち、売上げアップに繋がる。一人の力には限りがある。限られた時間の中で、より多くの人の力を活用することだ。

（３）販売話法は計画的で、短い説明を心がけよ。

通常、医師との面談時間は五分以内がほとんどである。この中で効果的な販売話法をするためには前以て、特長や利点及び競合品との比較表などを掲載した資料を作り、要点を的確に説明することである。資料は、会社で作成した資料だけでなく、ユーザーさんに合わせた、いわゆるプロモーションコード※違反にならない範囲内の、担当者のオリジナル資料を揃えることが、医師の共感を生む。これは間違いない事実である。

（４）ＩＴ装置の活用を心がけよ。

世は正にＩＴ時代である。医師や薬剤師は、ハイテク・メカに強い人が多く、同時に強い興味を持っている。最近、各メーカーはＭＲ全員にノート型パソコンを持たせてディテールさせ成果を上げている。時間に余裕のある時など、パソコンやワープロを活用して説明するのも印象を深める重要なポイントだ。また医師の所有機器と互換性があれば、自分のＵＳＢやフロッピーなどを持参して説明するのも良策である。

（５）販促素材に味を出せ。

メモ用紙やペンなどが医師の周りに溢れている。しかし製品に直接関連したギミック類や、

※ Promobio-code＝1993年に日本製薬工業協会が制定した業界尊守行動基準ルール

役に立つ置き土産などは医師や看護師および他の職員から喜ばれている。日常の行動の中で、医師のニーズを的確に把握することが重要だ。

(6) 時には、手作りの販促資料を活用せよ。

会社で作った資料やパンフレットを活用する他に、時には支店や営業所単位で作った地域性豊かな手作り資料が、医師を喜ばせ関心を持たせる大切なポイントになる。ただし、この場合あくまでもプロモーションコード違反にならない範囲内の資料とすることが肝要である。社内に、このあたりに眼を光らせる部署の設置が肝要といえよう。

(7) 週・月次訪問計画表を作って必ず実践せよ。

あらかじめ訪問を計画していると、訪問時にいつも新しい重要な情報を伝えようと努力するものだ。また、医師に前もって訪問計画を伝えて覚えておいていただけることは、お互いにメリットを持つことができる。

(8) 医師個人の特性に合わせて説明せよ。

医師は一人ひとり個性が違う。誰にでも同じ紋切り型の説明では多くの医師の理解を得ることは難しいし、不快感を呼ぶ。その医師の立場や性格を知り、その医師にマッチした資料を整え、話法をもって説明することが肝要である。

(9)　他のＭＲに勝つより、他のＭＲと異なるＭＲになれ。

ＭＲにとって大切なことは、自己の特徴を伸ばし発揮することだ。人に勝とうと思うあまりに行動が小さくなっては、医師に自分を印象づけることはできない。一つでも二つでも、他のＭＲと異なった特長を発揮することが自己を大きく、かつ強く印象づける大事なポイントとなる。

(10)　上司を上手に使う。

人は、一人で全てをやり遂げることはできない。多くの人の手助けを受けて完遂できるのである。上司を上手に使うこともＭＲの能力の一つである。日常のディテールの様を直接見てもらい、欠点とあわせて良点も指摘してもらい、欠点は素直に矯正することが次の能力アップに繋がるのである。

3）ＭＲが備えるべき「五つの能力」

ここではＭＲが努力と研鑽において、備えるべき個人の能力、技量について見ていこう。いずれのスキルもＭＲ活動における自分を主張させ、信頼関係を深めるとともに、スムースなＭＲ活動を促す上で、必要な能力である。

（1）ソーシャル・スキル（Social-Skill）

これは、「人間関係処理能力」とも言われる。その人の持つ人柄（第一条件は明るさ）を中心に①指導性、②共感性、③流動性（行動力）を併せ持った能力だ。この能力を養うためには、医師の話をよく聴く耳を持つことが大切である。

（2）プランニング・スキル（Planning-Skill）

これは、「企画・計画などの立案能力」で、数字に強いことがポイントである。今後の販売活動の中で、数字を基にした提示は医師をひきつける大切なポイントになる。また、医師のためになるグループ・ミーティングや医局・病棟説明会などを開催する企画立案は、自己の能力を高め、発揮するために積極的にプランニングしていくことが必要だ。

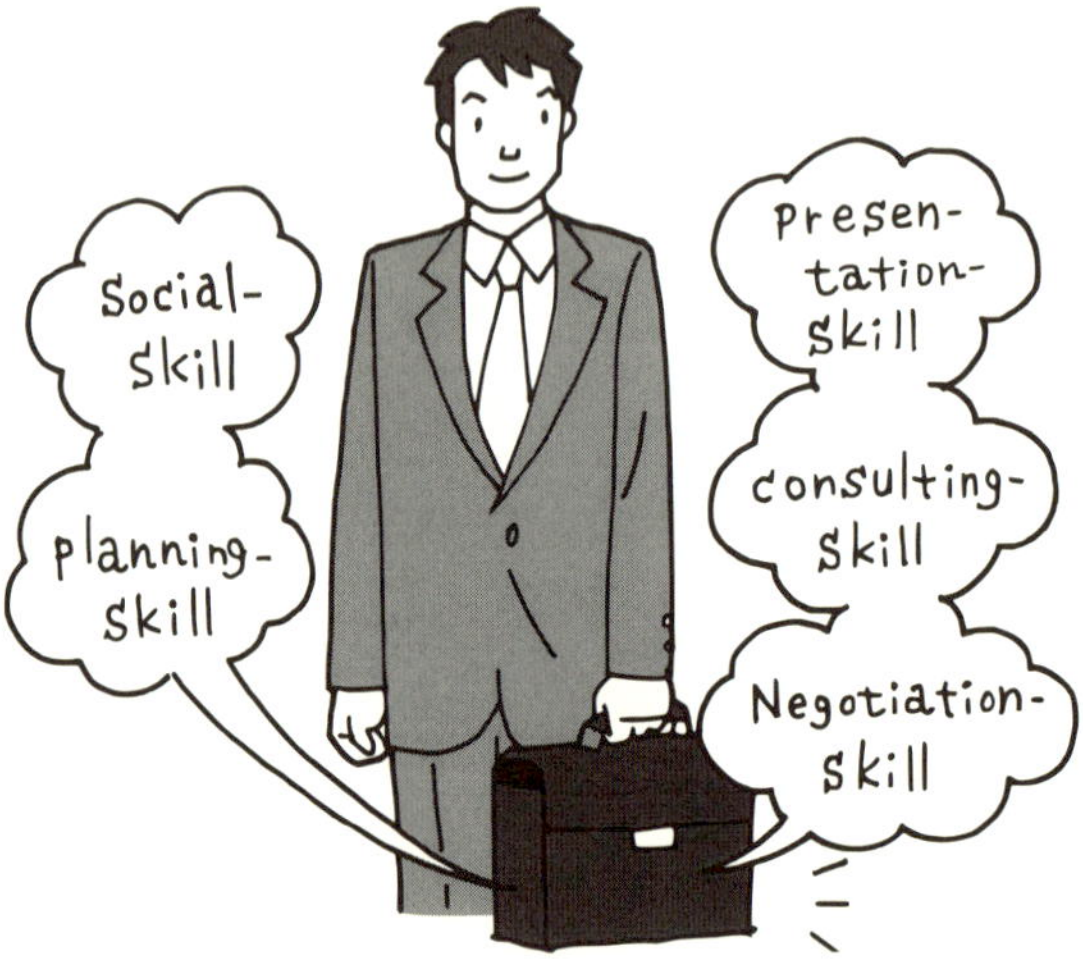

（３）プレゼンテーション・スキル（Presentation-Skill）

基本的には「演出能力」を指すが、単に演出をするだけでなく、話術、情報力を加味して、人に聴かせる能力を指す。そのためには、楽しく聴かせることが重要で、常に豊富な話題を事前に準備しておくことが重要だ。また、医師との交渉力を高めるためにも、Give & Take を心がけ、医師にもメリットがあるよう常に努力することが重要である。

（４）コンサルティング・スキル（Consulting-Skill）

基本的には、「相談・診断能力」を表す。書物や新聞、医療関連雑誌、科学雑誌などを常に精読し、グローバルにモノを見、かつ熟知することが大切である。そのためには、①視野が広い、②感性に優れ、好奇心が強い、③思考力に優れる……などが肝要だ。

これからのＭＲは、変化の激しい環境下で、ある意味では医師を指導したりサポートできる能力すなわち、医師を望む方向へ引っ張っていける能力を磨くことも重要になる。

（５）ネゴシエーション・スキル（Negotiation-Skill）

我が国では根回しという言葉で使われているが、本来は「交渉能力」及び「纏める力」と言われている。基本的には、交渉過程において医師を納得させる能力であり、それには情報の量と質のバランスが取れていることが大切だ。なお、交渉力アップの最大の武器は情報であり、情報源としての①人間関係、②観察活動、③資料の整理…などを生かし、交渉に先だって有利な環境（状況）を作り出しておくことが重要なポイントになる。

4）マンネリ営業に陥る五つの原因と治療方法

MR諸君、数字に固執しない、いわゆるMRでもセールスマンでもない営業マンになっていないか？　もし、マンネリ営業に陥っていると自覚があるならば、「五つ」の原因が考えられる。その症候群から抜け出す治療法を具体的に処方してみた。

原因1　訪問規制を理由にドクターとの面談ができていない。

●治療方法

①訪問記録ノートから、競合他社MRの訪問履歴を書き出す。どの曜日に、どのメーカーが何科を訪問しているか？　大手メーカーの動きはどうなのか？　を把握する。

②病院側で決められたMR訪問許可時間内に、医局及び廊下などで医師の往来をただ立って待っているだけのメーカーのMRは、どこの会社なのか？　そこに、大手メーカーMRがいなければ、その時間帯の行動または医師を待っている場所は、ハズレの可能性が少ないと思って良し。

③訪問日誌には訪問記帳がされているのに、大手メーカーＭＲの姿が見えない場合は、院内訪問許可された範囲以外の場所で医師と面談している可能性が極めて高い。それは、何曜日の何時の時間帯にどこの場所なのかをリサーチしておく。

④まず、外来に行って見る。外科医師などは、オペのない日であってしかも、外来担当日でなくても外来にいるケースがしばしばある。看護師やスタッフとお互いに情報交換を行うなどで、比較的、時間に余裕があるからだ。医師と仲良くなれば、むしろ訪問許可日以外に用事を作って、医師面談に及んだほうが成功するケースがある。

⑤外来の受付嬢、看護師や外来スタッフに、面談目的としている医師が「訪問許可日以外」の日に、他メーカーＭＲと外来で面談していないかどうか？　もし、しているとしたら、それはどこのメーカーのＭＲなのか？　丁寧に聞きだして確認し、自分もそれに加われるように努力する。

⑥内視鏡室に行ってみる。医師はオペ前に入念に検査所見を検討している。そこには、医師の他に技師や看護師やスタッフもいるので、販促品やギミック類などを予め用意しておくとよい。仲良くなると、穴場の時間帯などを教えてもらえる場合が少なくない。

⑦臨床研修指定病院クラスになると、院内病棟に「研修医のための控室」を持っている病院が多い。研修医たちも適宜、その部屋で医療関連の情報交換をし合ったり、談笑した

りして休憩もしている。だから、夜遅くまで医局に戻ってこない理由の一つでもあるのだ。

これを確めるには、病棟へいきなり行くのではなく、病棟へ比較的出入りしやすい医療器担当MRや医療器代理店のMS※などから情報を聞き出すと効果的だ。

他には、総合医局の秘書さんと積極的にコンタクトを取る。秘書の気質にもよるが、信頼感を構築するとポケベルで医師を呼び出してくれる場合もある。秘書は、医局のトップの医師から若手医師に至るまで、その日その日の行動スケジュールなどを完全に把握しているので、丁寧にやんわり聞き出すのがコツである。

⑧オペの控室へ行ってみるのも一つの戦術。オペ室の傍にはたいてい、医師とコ・メディカルスタッフ専用の休憩室（控室）がある。当然、部外者の立ち入りは禁止だ。そこは、努力して顔パスになって気軽に出入りできるようになればシメタものだ。そうなれるよう、本気で頑張るべきだ。オペ終了後は、医師も看護師もスタッフ一同に必ず解放感が漲る。この場でお会いできればMRとして本望だ。その場合、オペ室看護師長との普段からの信頼関係の構築、努力が前提となる。

⑨一番手っ取り早い方法は、その病院で一番の業績を挙げているメーカーMRの後姿を尾行してみることだ。院内の隅から隅まで知っている彼らが、「いつ」、「どこで」、「誰

※ MS＝Mekketing Specialist

に」、「どのような」振る舞いをしているのか？　一部始終を観察して、それを愚直に真似ることである。時間、医局の前で立ちん棒をして、たまたま通りがかられた医師を捉まえて、効果の薄い形式的な会話をするよりも、このほうがＭＲとして新たな再発見に繋がる賢明な方法である。競合他社メーカーＭＲを尾行し、その行動の素晴らしいところを発見して盗み、真似るほうが賢いやり方である。

ほとんどの医師は、訪問規制の厳守は重要だという。しかし、そればかりを守ったＭＲの定番の訪問活動を、医師たちはあまり評価しない。訪問許可枠内の定番活動は、学生のアルバイトと何ら変わらないとまで言い切る医師すらいる。さらに、多くの医師の明言によると、医師の公務時間外の

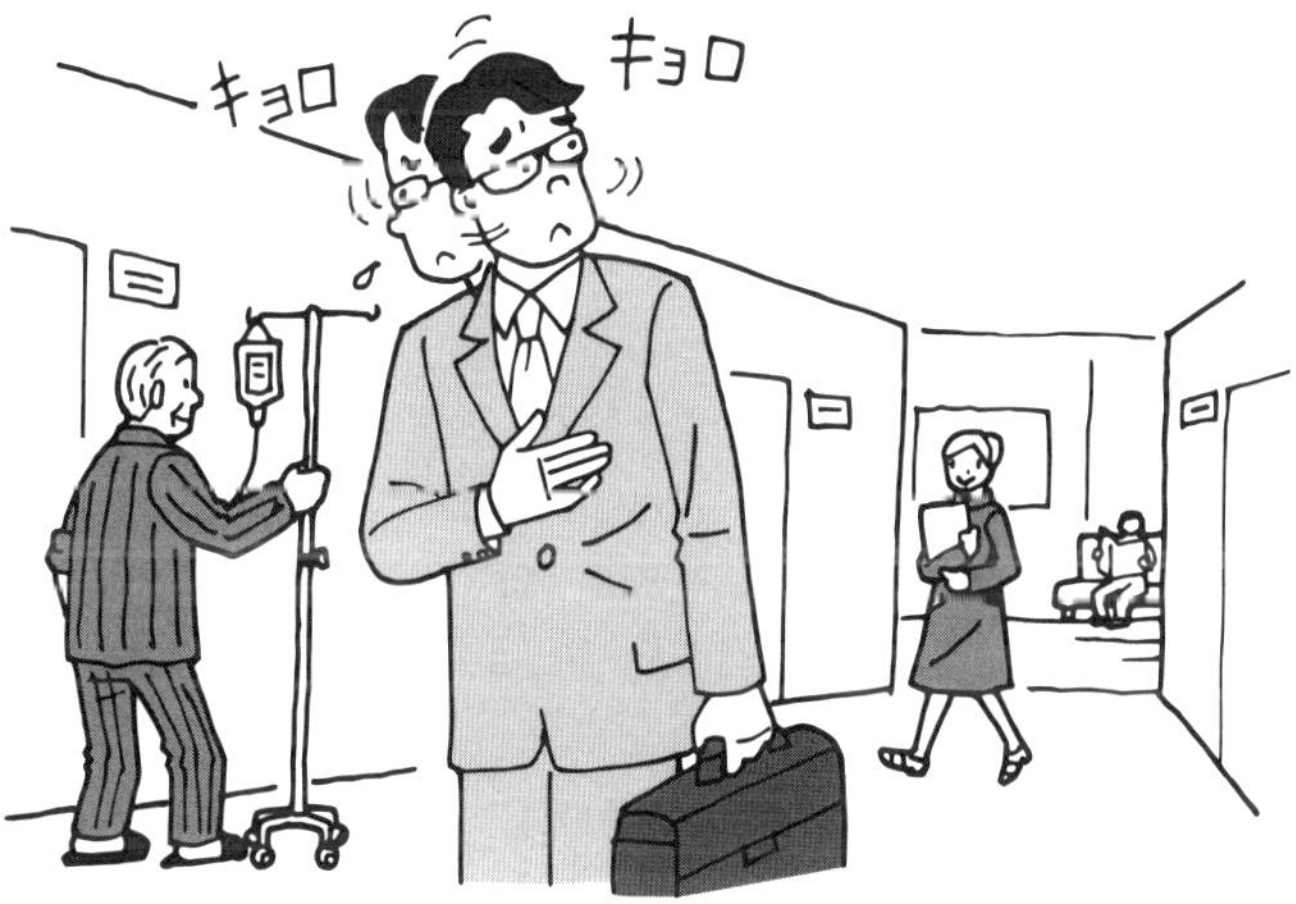

早朝または夜間に、正当な理由をつけて接触してくるMRを真に努力しているMRと認識する場合が多いという。優秀なMRの行動体系を分析すると、他のメーカーのMRと同じように医局の前で効果の薄い立ちん棒もするが、肝心の局面は他のメーカーMRと同じ時間帯に活動しない。もちろん、面談場所にも大いに工夫している。

原因2　ドクターと顔馴染みになったのに、なぜか処方が出ない、増えない。

●治療方法

①主要科の全医局員のフルネームを書き出せるか？　書き出せるようにする。

②オーベンの医師（指導的立場の医師）とネーベンの医師（オーベンの医師から指導を受ける立場の医師）を明確に把握できているか？　把握できるようにする。

③処方医は、どのメーカーの製剤を処方しているのか？　なぜなのか？　を、直接医師に上手に聞いて探っているか？　リサーチを徹底する。

④医師は、口頭では処方しているよ……といってくれているが、本当にそうなのか？　検証しているか？　検証が必要。

最近の傾向として、DPC※制度化や電子カルテ化が進み、処方体系が様変わりしている。在院日数の短縮化に向け、クリティカル・パス化も急速だ。「パス＝約束処方化」という論理がまかり通っている。つまり、オンライン画面上での処方が増えてきている。その、オンライン

※DPC制度＝医療費の定額支払い制度

の画面上に初めから登録されていなければ、いくらコールしてもその医薬品が処方薬として表に出てくることは一〇〇％ないし、ドクターも処方のしようがないのである。是非、仲のいいドクターにお願いして実際の登録画面を拝見させていただくことが肝要だ。患者の個人情報云々の問題もあり、すんなりとは見せてもらえないと思うがそこは、チャレンジしかない。処方医の一本釣りから、医局、病棟つまり病院全体単位での約束処方獲得へと、「戦略の方向転換」が肝要だ。そのためにも今一度、現在の処方体系の実態を再調査する必要がある。

ここまでのまとめとして、営業の基本は「Face to Face」であることを思い返せば、面談したい医師に会えないのは「会えないのではなく、会う工夫をしていない」のではないか？　そこに原因があるように思う。直接会って、自分の思いを熱情を込めて伝えることが最も重要であることはいうまでもない。

ＭＲが目標達成に向けて本当に必要なことは、目先の「Skill（技術）」の向上だけではなく「Will（熱情）」を大いに発揮することだ。

原因３　パトロール症候群になっている。

●治療方法

院内を巡回しているだけで、仕事をしていると勘違いしている危機感のないＭＲが少なくない。この治療方法として、訪問履歴を見直し、面談医師の拡大とその効果を検証してみることが肝要である。

原因4　御用聞き症候群になっている。

●治療方法

どういうわけか、この症状は各社製薬企業、医療機器類製造販売のベテランMRに多く見受けられる。現状に満足して、常に「待ちの姿勢」がこうした症候群を生みやすい。

具体的新規目標を明確に掲げ、常に「提案型営業」を徹底することが肝要である。

原因5　代理店MS依存症候群になっている。

●治療方法

※SPDシステムが多く取り入れられている昨今、特にこの傾向が強く見られる。同時に、MRの病院への効率的訪問頻度も減少し、代理店MSの情報のみに頼っている。

この治療方法としては、MR自らの目と耳で確認した院内情報を、経時的に記録しておき、各種情報の精度を上げることが極めて重要である。

※SPDシステム＝物流管理構築システム

5）ＭＲが知っておくべき「三つのキーワード」

ＭＲ活動を順調に進めるに当って、医師との面談は重要なポイントである。何気ない話題に触れることもあるし、業界の思潮を聞かれることもある。そこで優秀なＭＲは医師との会話を白けさせないために、ＭＲとして最低限の知識は常識として備えておかなければならない。それは業界の環境であり、自分のＭＲとしての役割であり、数字が示す確実性と根拠である。医師を説得し納得を勝ち取るために、次の三項目の情報は熟知しておかなければならない。

（1）環境を知る（医療は社会保障行政の一つ）。

・今後、医療はどのような方向に進むのか？　・行政は、どう進めようとしているのか？　・そして今、どのように動いているのか？　・その結果、何がどう変わるのか？　変わったのか？　・医療用医薬品／医療機器業界に、どのような影響があるのか？　また、どう関わって行くべきなのか？

（2）自己の立場を知る。

・コ・メディカルの意味を理解する。・医療人として、共通の話題を身につける。・医療は、医療人と患者の共同作業である。「患者のために」を合言葉とすべし。

(3) 数字を知る。

・数字が全ての源である。・国家予算は？　・厚生労働省の予算は？　・社会保障費の予算は？　・GNPは？　GDOは？　GDPは？　・年間国民総医療費は？　その推移は？　・総人口は？（年代別人口体系は？）

6) MRの上司の心構え「一四カ条」

MRを育てる企業において、いかに一人ひとりの現場MRの知識と技量を高め、人間性を向上させるかは、即、営業成績に関わるだけでなく、MRの将来性を見る上で重要な指導要項になる。現場に赴くMRに誇りを持たせ、やる気を起こさせ、いかに人間として成長させるかは、彼らを指導する、リーダーの資質、人間性が問われてくる。

そこで、MR上司が部下を惹きつける心構えについて触れていきたい。上司と部下が一体となって取り組んでこそ、MR活動の真価が発揮されるからである。

（1）部下に本気を出させるなら、「何度いってもアイツはダメ」は禁句。

上司の狙いどおりに部下を変化させることが「育成」なのだ。

（2）自分が出した「医師攻略業務命令」を忘れるな。

医師との仕事内容の報告を積極的に聞け。待つようでは、責任を放棄したのと同然だ。

（3）部下の提案、報告書には、即反応せよ。

部下は医師攻略の努力や工夫を、いち早く評価してほしいのが正直な心境だ。

（4）上司は「話づらい環境」を作るな。

「忙しいから後にして」など、話の場を失ういい加減な対応は部下が離れていく。

（5）「人望」を損なうような言動を一切やめよ。

上下関係の実力差は左程大きくない。部下を率いる力は「人望」が第一だ。

（6）上司の無気力、無責任な言動を部下に見せるな。

上司の明確な使命感が部下の共感を呼ぶ。無気力、無責任は不安感を煽る。

（7）いい働きに結び付く動機づけを与えよ。

部下のいい動きは、上司の働きかけが生み出すもの。動機づけもせずに、部下の働きに不安を抱いていないか？

(8) 部下に「MRの仕事は面白い」と感じさせる環境作りに務めよ。

動機づけと一緒に、環境作りに配慮せよ。

(9) 部下への支援の「サジ加減」を間違えるな。

ギリギリの線まで、部下自身に任せてやらせてみろ。

(10) 部下への仕事上の貸しには、返済を求めない。

責任を一手に引き受け、部下が働きやすい環境を与えよ。

(11) 例外事項には、身体を張るスタンスで臨め。

イザという時の対応振りに部下は注目している。

(12) 新しい知識を教えられるくらい、勉強熱心であれ。

過去の知識や情報ばかりに、部下はウンザリしていないか?

(13)「経営に参加している」という意識を持たせよ。

部下の本気は、企業経営の当事者であるという自覚から芽生える。

(14)「躾」に厳しい上司ほど、部下の信頼を勝ち得る。

部下の業績を上げるために、厳しく指導、管理する上司ほど部下から支持される。

●「ついて行きたい」と思える上司●

①「この人にはかなわない」と思われている。
しっかりした人生観・職業観が確立されている上司
②「安心してついて行きたい」と思われている。
全てに、本気で体当たりする真剣さと勇気を持っている上司
③細かい配慮を常にだれにでもしている。
優しい心配りや、思いやりのある態度、言葉をかけてくれる上司
④常に勉強して、前向きでいる。
革新する意欲と勉強する姿勢を常に持って前向きな上司。
⑤人間的な大きさや深さを感じさせている。
挫折や苦悩を乗り越えた経験を活かして、包容力を持つ上司。

●キーポイント

「部下を引き立て、気持ちよく積極的に仕事に取り組ませることが職務であり、小さな過失に拘って容認して用いないなら、使える人はただ一人もいなくなる。」

江戸時代の儒学者・斎藤一斎

第二章　医師を熟知しよう

1）医師のタイプを見分けるコツ

「医師の心をグッと掴む」……これは、ＭＲの誰もが願っている強い願望である。グッと掴む手段と方法はたくさんあるし、状況と局面によってもそれぞれ違う。私が常に心がけてきた〝医師のタイプを見分けるコツ〟は、そんなに難しいことではない。

たとえば、医師は大きく分けて次の三つのタイプに分かれると思えばいい。その三つとは、①学術肌の医師、②人情肌の医師、③学術肌と人情肌がミックスされている医師である。

といっても、問題はそれぞれの「比率」である。

ＭＲ諸君はこれまで、面談回数が少なかった医師と交渉する時、その先生のタイプを①、②、③で分析し、なおかつその「比率」をよーく観察、確認し、それに見合ったアプローチをしてきたか？　それともただ闇雲に体当たりしてきただけなのか考えてみるといい。

たとえば、大学病院の教授職の医師などは、「医療」、「研究」、「教育」、「その他」と幾つかの分野のヘッドに立っている。その場合、どの分野でもいちいち「人情肌」だけで歩んできてはいないはずである。そうかといって、家庭に戻れば一人の父親であるから人情肌の家庭生活の柱であるはずである。

ここで、私が言いたいのは、医師一人ひとりの内面に秘める情感の比率で、学術肌「〇〇％」、人情肌「〇〇％」、「学術肌〇〇％人情肌〇〇％」という特色を把握しておくことである。学術肌の比率の高い先生に、人情肌の接し方をしても噛み合わないし、逆に、人情肌の先生に、学術肌一本の接し方をしても、それこそ「肌に合わない」ということになりかねない。

医師は科学者であり、心理学者でもある。学術肌一〇〇％という先生も、逆に人情肌一〇〇％という先生も存在しない、というのが私の経験値からくる答えだ。したがって、その比率に即したアプローチを心がけなければならない。

●キーポイント
先哲の名言：「人をみて、法を説け」

2）医師は素晴らしい心理学者

都内に開業されているある内科医院の評判がすこぶる良く、患者が殺到していると聞かされ、久し振りに訪問し面談した。久し振りに訪問するというケースは、ＭＲ諸君も経験があると思う。

私が訪問してビックリしたのは、患者の数も多かったけれど、あまりにも多いＭＲの人数であった。

この医院では、医師が一人のＭＲと面談する時間帯は、患者の診察が一区切りついた都度、お呼びがかかり面談が始まるのである。なぜかというと、患者の診察が全て終わってからの面談だと、待合室にＭＲが溢れてしまうからで、それを回避しなければならないからである。

なぜ、こんなにもＭＲの数が多いのか、諸君、その理由が分かるだろうか？

この医院は患者が多すぎて建物の中に入れず、医院の玄関の外にまで立ち並ぶありさまで、医薬品ビジネスのポテンシャルが大きいことは確かである。

一度、医師と面談した多くのＭＲの心に、何度でもこの医院に通ってもよいと思うのは、一体何が火をつけたのか？　そう、毎日々々多くのＭＲが医師との面談に駆けつける理由は他にもあったのだ。そのあたりを話していこう。

実は、順序良く記すと、まず（1）受付コーナーにＭＲの名刺の受け皿（木製）が置いてあって、その脇に「本日の訪問面談目的の要点を簡単に記載してお待ちください」と院長からの指示の札がある。（2）名刺が貯まると、受付の職員が院長の診察机に持って行く。ここからが、ポイントである。（3）院長は、その名刺の表に書かれている本日の訪問目的要点を速読し、その名刺を診察机のシャーカステンの右端下あたりに、たとえば（A）、（B）、（C）と三区分化して置く。もちろん、名刺が届いた時点で番号をつける。面談順序が前後するという弊害をなくすためである。

私は、昵懇のこの院長にその三区分の本質を伺った。

院長：それは、（A）区分は、当院が患者でごった返すほど流行っていることを誰かに聞いて、訪問してきたと思えるMR。（B）区分は、会社の上司に言われて、あそこは患者が多いようだから訪問してこいと言われてきたと思えるMR。（C）区分は、ディテールしたい医薬品群の薬効及びその分野の総合的な実態を自分で調査し、私の施設での競合他社の医薬品の動きなども把握した上で、処方依頼のアプローチにきたと思えるMR。当然、エビデンスのある学術文献なども携えて……というように区分しているんだよ。

院長は、さらにこうおっしゃった。

院長：（A）の場合は、こちらも忙しいので適当に合槌を打って早めに帰ってもらう。（B）の場合は、（A）より、もっと早くさっさと帰ってもらう。ところが（C）は違う。俺の処方権を何とかしたい気持ちで訪問してきている。だから、それなりの科学的資料やエビデンス資料を携えてきている。こういうMRの話は、僕たちも聞かざるを得ない。それはしいては患者のためでもあるし。さらには、僕の出身大学医学部の出張先病院での採用、繁用状況、効果・効能や、ここの医師会内での採用、繁用実績の実態なども聴いて、乗り遅れないように心がけてなければならない。そして、その医薬品が素晴らしく良いものであったなら、地区医師会の先生方へ紹介などもしたほうがいいとも思う。だって、みんな、患者のためになる話なんだから。

筆者：先生、一つ質問させてもらっていいですか？（A）、（B）、（C）と三区分して机上に置かれるのは、もちろんMRの直筆のメモ書きを読まれて、判断されてからですよね。

院長：もちろん、そうだよ

筆者：先生、そこなのですが、本当はMR本人は先生からご覧になられて（C）の気構えで準備してきたにもかかわらず、メモを読まれた先生に、たとえば（A）か（B）と判断されてしまって、泣きべそをかいてしまうというようなことは生じないのですか？

院長：うーん。もしかしたら、あるかもしれないけれど、たぶんないと思うよ。だって我々医者は、眼に見えない患者の〝心の襞〟を読み取って、診断名をつけ、かつ異物である薬物の処方もしているんだよ。いいかい、たとえば血液検査をすれば、身体のどこの部位がよろしくないのか、今はどの程度なのかなどがすぐ分る。これは、誰にでも簡単に分るよ。だって、検査伝票には検査数値の横に正常値が書かれているからね。ところが患者は、自ら心の弱みを見せるようなことは少なくとも積極的に話はしない。痛いとか痒いとかはハッキリいってくれるけど……ね。心の苦しみはなかなか、見せてくれないんだよ。つまり、この患者は自宅に戻ったら心休まる生活ができているのだろうか？　嫁にいじめられてはいないだろうか？　夜は、ぐっすり眠れているのだろうか？　などを、ムンテラ※しながら考えて診断名をつけ、薬の処方もするんだよ。つまり、目に見えないモノを読み取る能力が、医者には絶対に必要なんだ。それに引き換え、僕の前に現れる数多くのMRの中に、誰一人として病人はいない。みんなまっとうな健常人だよ。その、健常人が自筆で書いた訪問の主旨、目的の裏が読み取れなくて、医者は務まらないよ。

聡明なMR諸君は分かったかと思う。この医院に、毎日々々人勢のMR諸君が集まってくる理由が。つまり患者が多いのでビジネスになるという点と、もう一つ、先生に認めてもらいたい、そのことが他の医療施設や地区医師会でも通用するMRになる登竜門だと、自らの心と身体に鞭打って足を運んできているというわけだ。医師会で認めてもらえるとなると、すごく大きなビジネス展開になるからだ。

※ Mund Terapy ＝ムントテラピー。病状説明

3) 医師は四大者（しゃ）モノの一人である

ある日の夜、大手民間病院の懇意の院長（内科）と二人で、居酒屋で一献の際、「医師攻略の極意」を教えてあげるよ、とご教授いただいた。

先生から「医者は四大者（しゃ）モノなんだよ」と、いきなり言われて、初めは一体「四大者（しゃ）モノ」とは何のことかにわかには理解できなかった。その時の二人の会話をここに紹介する。

院長：医者は、「四大者（しゃ）モノ」の中の一人なんだよ。

筆者：えっ、何ですか？ その「四大者（しゃ）モノ」って？ 教えてください。

院長：いいかい。四大者（しゃ）モノとは、①医者、②役者、③芸者、④易者のことなんだよ。世の中で、「者」とつくのはこの四つの職柄の人間だけなんだ。だって、そうだろう。たいていは、「師」か「士」つけで呼んでいる。薬剤師を薬剤者とは呼ばないよ。薬剤師、看護師、臨床検査技師、理学療法士、栄養士、健康保健士、健康管理士とね。医療関係以外でも、医師と社会的身分が相応すると世間で言われている弁護士、公認会計士もそうだし、他に税理士もそうだよ。学校の先生は教師というしね。火事の時に出動するのは消防士。他にペテン師ってのもあるけど……。みんな「師」か「士」なんだよ。消防シャというのがあるけど、この場合の「シャ」は車だからね（笑い）。

筆者：言われてみて初めて気がつきました。ところで、その四大者（しゃ）モノの特徴に何か共通点があるのでしょうか？

院長：そこなんだよ、君。実は、「者（しゃ）」がつく者たちはみな「演技が上手い」ということなんだよ。言い替えると、表現は悪いが「巧みなウソ」も上手に言える……ってとこかな。だって、易者なんぞはまこと

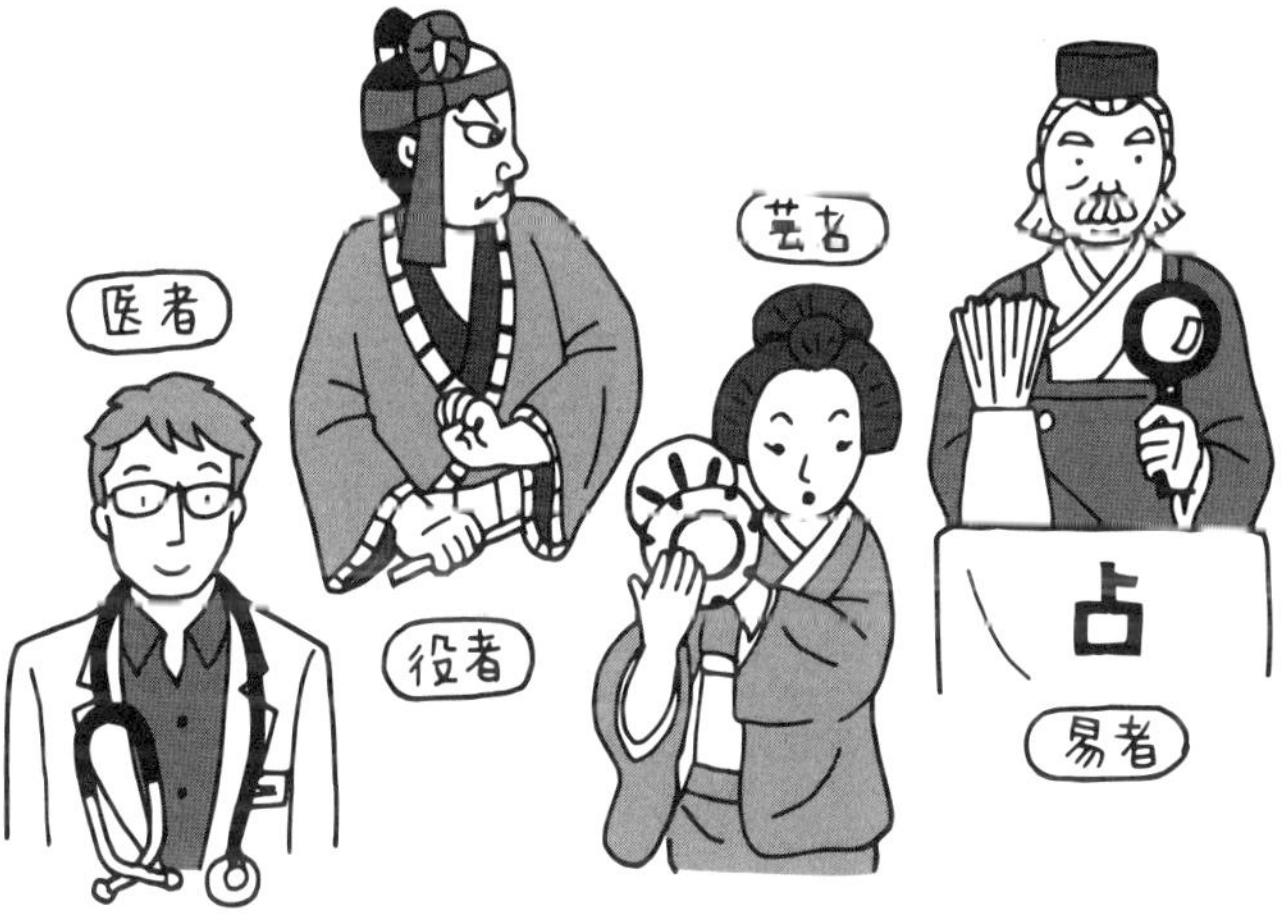

しやかに占って、どこまで本当か嘘か分らない事柄を、言葉巧みに表現しているわけだし、役者、芸者にしても、巧みな話術や所作でないと芸達者な役者は務まらないよ。

筆者：とても分かりやすい比喩ですね。先生、では二つ質問させていただきますが、医師にとっての上手い演技とは、どういう風に理解すればよろしいのですか？　あと、色々な分野の学者たちも「者（しゃ）モノ」じゃあないんですか？

院長：二つ目の質問から先に答えると、学者の「者（しゃ）」は医者の「者（シャ）モノ」と同類とみていいと思うけど……。

さて、最初の質問だが、たとえば外来で自分の患者を診察した際、前回より大幅に血圧が上がっていたとする時、いきなり高い血圧の測定数値を口に出して、前回より随分血圧が上がっているよ……などと切り出したらダメなんだよ。そんなことを言ったら、患者は先生の見立てが悪いとか、出されている薬が効いていない……などと、勝手に思ってしまい、二度と診療にきてくれなくなる恐れがあるんだよ。

そこで、「者（しゃ）モノ」に徹したモノの言い方の演技をするわけだよ。つまり、そのような場合は血圧の数字の話は一切しなくて、「夕べ夜更かしでもしたんですか？　睡眠不足ですか？」とか、「何か、心配ことでもできたんですか？」というようにやんわりと質問してやると、患者は「どうしてですか？　何か異常値が出ているんですか？」

と聞いてくるので、そこで初めて、「この前の外来の時より血圧が少し上がってきています……」といって、この時、診察カルテには当然測定血圧数値を正確に記載するが、異常に高値な場合は無論のこと、血圧の数字は口にしないほうが賢明なんだよ。患者もそのほうがストレスが貯まらなくていいんだよ。大事がないようだったら少し様子を見ていればそのうち、必ず恢復するはずだから。特に、異常値でない限りはね。

筆者：これから、医師との面談の際に、自分なりに観察させていただくようにします。

院長：そのほうがいいよ。結構、演技してモノをいってくる医師もいるからね。

筆者：勉強になりました。ところで、他に先生方の見分け方で具体例などがありましたら一つ二つ教えてくださいませんか？

院長：極端な言い方をすると、医者も人の子だから、当然人の好き嫌いはあるよね。つまり、会いたくないメーカーのＭＲだっているさ。そのような、会いたくないＭＲに声をかけられて接近してこられたら、誰だって逃げたくなるだろう。そういう場面なんかに、たとえば、「これから病棟で患者のご家族の方と面談するから時間がない」とか、「今、病棟から呼ばれて急いで行くところで、時間がない」などと、いくらでも断りの演技はできるんだよ。まさか、それが本当か否か？　病棟までいちいち調べにいくＭＲもいないだろうし。第一、大きな病院は大概、病棟へのＭＲの出入りは禁止だろうからね。そう言われたら、MRはいかんともしがたいだろう。医師は、そういう演技ができるんだよ。「四大者（しゃ）モノ」はみんな、演技力抜群の者ばかりだよ。

これまで私は、医師との面談中は結構、緊張しっ放しで、赤面ばかりしていたけど、この話を聞いてからというもの、医師との会話の中で、自分の方にすごく落ち着きと余裕が感じられるようになった。これは、自分自身の心の持ち方に、画期的な変化の一つとなった。

●キーポイント

言葉、演技の裏にある本音、本質を探ろう。

4）自社製品と他社製品との区別を明確に

●PR（ピーアール）とAP（アピール）の違いについて。

皆さんも、親しい医師と開襟してお話しする機会がたくさんあると思う。私はある親しい内科の医師から、このような教えを受けたことがある。参考にしてほしい。

医師：○○製薬のMRは、自社商品と競合他社商品を、ほぼ同じ目線で対比してディテールをしてくれるのですごく助かるんだけど、□□製薬のMRは自社商品の宣伝は上手いかもしれないけど、それ以外のことはあまり知らないんだよね。だって、同じような薬が他に幾つもあるのだから、我々医者は一番最初の場面で一体、どれを処方したら良いのか迷うこともあるんだよね。どう思う？

筆者：先生のおっしゃるとおりですね。私自身も思い当たることがあります。ところで、今の先生のご意見ですけど、チョット例を出してお話してもいいですか？　私は、会社内で「MR育成道場」の鬼道場主を長い間やっていまして、彼らにその都度次のように指導しています。

医師：その話、是非聞かせてよ。

筆者：社内のMRに対して、「いいか。PR（ピーアール）とはたとえば、これまで一本一〇〇円だった単なるヨーグルトAに、ブルーベリーエキスを加えてさらに美味しくしました。お値段は、その分二〇円高く一二〇円になります。栄養分も高くなりました」ここまでの宣伝は単なるPR（ピーアール）だが、さらに加えて「皆さんもご存知のとおりブルーベリーは疲れ目に良いとされています。よって、パソコンのお仕事などが多くて眼精疲労気味の方は是非、多少高くとも新商品のヨーグルトBをご愛飲ください。

人気上昇中の新商品です。よそのメーカーさんからは、これに類した商品はいまだ発売されていません」などと、付加価値を力説して購買意欲を掻き立て、納得してもらえるように訴求するのがＡＰ（アピール）なんだと教えています。この、アピール力が弱いと、優れた商品も眠ったままになる可能性が高いと。

医師：全くそのとおりだよ。自分のところの医薬品プラスよその会社の医薬品との良し悪しの区別なんかをハッキリいってくれると助かるね。その上、エビデンスなどがハッキリしていると、なおいいんだけどね。

筆者：食品の場合などは、エビデンスを明示するのはいささか困難かも知れませんが、一般的に言われている付加価値の内容をつけ加えて、新商品の存在感を植えつけることは重要かと思います。これが、医薬品だったらもっとハッキリします。何しろ、薬価がつく前に数段階の治験の門を通過して、厚労省のお墨付きをもらって薬価がついて、世に中に出てきたわけですから。

医師：そうだね。そのあたりの着眼点の違いがディテール力の違いになるんだよね。

●キーポイント

モノは言いよう、薬は売りよう。

5）入り口は理科系、出口は文科系

現在の日本のＭＲ総数は約六万人で、その出身分野をみると、構成比約五〇％（約三〇、〇〇〇人）が文科系出身者、次いで約三〇％の一六、〇〇〇人が理科系出身者で、薬剤師ＭＲの占める割合は約八、〇〇〇人（一三％）前後とされている。

一方、女性ＭＲは平成十二年以降年々増加の一途を辿り、現在約七、五〇〇人に達している。

ここで、私が言いたいのは医療施設で働いている医師、薬剤師をはじめ、ほとんど全ての方々が「理科系出身」であるということである。（※文科系出身者でも務まるある種の分野を除く）そんなことは初めから分かっているというＭＲ諸君も多いと思う。で、あるにもかかわらず、医師との面談の最初から「文科系の話題」で入ろうとするＭＲ諸君が多く、上手くいかないケースが少なくない。それは医師はじめ医療施設の多くの方と、初めの話題からして「ベクトル」が合わないからである。理科系出身の方に初めから文科系の話題は少々抵抗感があり、「理科系の話題」つまり……科学的事実に立脚したエビデンスや、数字を交えて会話するという「科学性」を駆使した話題から入っていくと、医師とベクトルが合って、開襟して話してくださることが多い。

ＭＲ諸君は、医師や先生の部屋に初めて入った時、最初に目についた部屋の飾り物や額縁付きの写真や絵画などに、いかなる「科学性」を持たせた話題を切り出しているであろうか？

このあたりが重要なポイントになる。私もたくさんの場面を経験してきたが、そこからは、全ての局面に「理科系と文科系」の話題が同時に存在するという認識を得てきた。

たとえば、これは私自ら実践した話だが、初めてアポイントをいただいて面談に及んだ高名な教授の部屋に伺った時、すぐ目に飛び込んできたのが、大きな海の水面を境にしてその上下の光景をくっきり鮮やかに表出した、実に見事な畳一枚弱位のジグソーパズルの飾り物であった。海中には鯨やアザラシなど哺乳動物や、魚などがたくさん泳いでおり、波の上には鴎が飛び回っている実に素晴らしいデザインであった。

こういう場面にいきなり出会った時、ＭＲ諸君ならその教授に対して、話の初めをなんと切り出すであろうか？　この切り出し方が、理科系、文科系論点の「掴みの要」なのである。

私は、その時思い切って次のような話を展開し、実権限医師である教授の心をグッと掴ませてもらった。

筆者：あの壁のジグソーパズルですが、素晴らしいですね。先生は海がお好きなんですね？

教授：そう、海は好きだよ。君も海が好きなのかね？

筆者：はい。大好きです。故郷が瀬戸内海に面している愛媛県ですから。

教授：そうか。そりゃ、海好きなのが分る気がするなあ。

筆者：あのジグソーパズルは先生がご自分で創られたのですか？　そうだとしましたら、あまりにも素晴らしくて大感激です。

教授：そう、あれは、俺がこしらえたんだよ。うまいこと、いうね君は。

筆者：いや、本当です。先生にこんなこと申しあげたら、叱られそうですが、この絵の中にはけっこうたくさんの哺乳動物がいますね。一番大きいのが鯨で、その他にイルカとかオットセイとかアザラシやセイウチとか……。

教授：そうだね。結構いるね。それが、どうかしたのかい？

筆者：ええ先生。元々、陸地に棲んでいた哺乳動物の中で一番最初に海に入ったのが先生もご存知のとおり、六、五〇〇〇～七、〇〇〇〇万年前の鯨と言われています。

そしてその後、続々と海に入って行って現在、海中に棲む哺乳動物の種類の数なんですが先生、現時点で果たして何種類というか、どれくらいいると思われますか？

教授：面白い話題だね。さあーて、どれくらいかな？　二〇～三〇種類はいるだろうと思うけどな。

筆者：実はそんなもんじゃないんです。

教授：そうなの？　へえー、もっといるの？

筆者：はい、実は一一五種類もいるんですって。

教授：えっ、何だって？　そんなにたくさんいるの？

筆者：そうなんです。今、分っている範囲で申しますと一番最後に海に入った一一五番目の動物が、あの可愛いラッコなんですね。

教授：へーそうなんだ。でも、どうしてラッコは高級な蟹や海老やウニとか、貝などを餌にしているのだろう？　他の哺乳動物と餌の種類が違うみたいだよね。他の哺乳動物の餌はだいたいが魚なんだろうけど……。

筆者：そこなんですが先生、海に棲んでいる大きな哺乳動物の餌は、先生のおっしゃるとおり基本的には魚のようです。しかし、海の中の魚を捕まえるためには、長い時間潜ることができてかつ、魚と同じかそれ以上に早く泳げなければ餌にはありつけません。生憎ラッコは、一一五番目と一番最後に海に入った哺乳動物ゆえに、それまでに海に入って暮らしている一一四種類の哺乳動物より泳ぎが下手クソで、魚を捉えることも下手クソらしいんです。そこで仕方なく、あまり動かずジッとしている「蟹」や「海老」や「ウニ」や「貝」などを捕ってきて、両手に石をもってひっくり返って腹の上で破砕して食べることを覚えたようなのです。これは、一つの智恵の進化ですかね？

教授：なるほど、なるほど。すごく分かりやすい説明だね。そうだったのか。

筆者：海がお好きな先生からお褒めいただいて嬉しいです。ところで先生、今まで、陸地に棲んでいた哺乳動物が、どうしてまた海に戻った……というか、海に逃げ込んだのか？　という話ですが……。元々は、数億年前に生き物は海から陸に上がってきたんですけど……。

教授：そうそう、それにはチャンと理由があるんだよね。俺は知ってるよ。言ってみなさい。

筆者：はい。実は、哺乳動物が陸地に棲んでいる時の身体は炭酸カルシウムに支配されていますが、海に入ると突如としてリン酸カルシウム支配の身体に変貌すると言われていますよね。生き物が生きていく上では、リン酸カルシウムに支配されているほうが、楽に生きていけるとも言われています。

たとえば、海水には一〇三種類の元素（有機物）が含まれており、その内の二〇種類程は半減期が短いので極端にいえば八三種類の有機物が含まれており、それらの有機物が、海に棲む哺乳動物の皮膚から吸収可能というわけです。陸地の哺乳類の場合、酸素呼吸しないと生きていけませんが、酸素（空気）には有機物や微量元素類や栄養成分は何も含まれていません。外からチャンと胃袋まで食物と一緒に有機物、微量元素類や栄養素を取り込まないと生きていけません。もっとも、先程話しました八三種類の有機物の内、三五種類程のミネラルの科学的な働きは、すでに医学的に立証されていますが、残りの約五〇種類程の有機物は医学的にもいまだに、その働きが良く分かっていないと言われていますが、しかし、どこかでチャンと働いているはずだと言われています。この科学的な話の内容は、世界的に著名なアメリカの科学誌「ニュートン」に出ています。

教授：アメリカの科学誌「ニュートン」に出ているのか？　そうか。君から聞いた詳しい話は、医学生の頃に勉強したのを今、鮮やかに思い出したよ。一〇三種類もの有機物が含まれているんだよね、海には。だけど、よく知っているね君は。以前、どこかの水族館にでも勤めていたのかい？

筆者：いや、私は水族館には務めたことはありません。海と科学の話題が好きなだけなのです。それと最後にもう一つ、今後ラッコに続いて海に逃げ込む一一六番目の哺乳動物がいるのか？　いないのか？　楽しみなんです。

教授：そうだね。ラッコに続くのがいるのかなあ？　しかし面白い話だね、君の話は。ところで、今日は何の話でアポイント面談だったの？

筆者：はい先生、ここまで、私のつたない話をお聴きくださってありがとうございました。実は、先生の医局の主として病棟の先生方が処方される弊社の医薬品、〇〇の件で初めて参上いたしたのですが……。

教授：そうか、分った。それじゃあな、病棟医長の○○先生にかけ合ってみなさい。

筆者：ありがとうございます。本日、先生にお目にかかりに初めて参上させていただいた甲斐がありました。ところで先生、お願いなのですが今、先生がおっしゃってくださった病棟医長の○○先生にお願いに参った際、前もって先生のご了解をちょうだいして参上しました、と申しあげてもよろしいでしょうか？

教授：ああ、それは構わないよ。教授の俺をとおしていると言えば、上手くいく話じゃないか？　大丈夫だよ。

この後、この医薬品の処方拡大に関するいわゆるビジネスの話は、快調に進捗し、全国の大学病院の中でもトップの業績が上げられるキッカケとなった。正直いって、初めてお会いした先生の心を、あの話でここまでグッと掴ませていただけるとは考えてもいなかった。

●キーポイント

クスリを売る前に、自分を売ろう。

6) 面談を取るのも裏道と表道がある

ＭＲ諸君、毎日真面目に病院に通ってディテール活動をしているが、なかなか業績が上がらず、悩むことはないだろうか？　この難しい難局をどうやって打開するか？　会社に戻れば上司に叱られるし、会社の勤務評定の数値は上がらない。しかし、チャンと成功のレールは敷かれているのだ。人がそこに存在する以上は……。

ただ、今はそれが君たちに見えていないだけだと思う。これから書く話は、ある大手民間病院の外科の医師から、ＭＲ活動の中における医師との面談困難状況を打開する策のイロハを私が教わった話である。

医師と会話したのは、外科のある医学会々場で、初めてお会いした日のことだった。

実は、その先生の先輩の先生（ある国立大学病院の重鎮外科医師）と私が、学術的な繋がりで昵懇の仲であることを、その先生は先刻ご存知だった。だから、医師自ら思い切って開襟して私に打開策のイロハを教えてくださったというわけである。その時の会話を再現してみよう。

筆者：ひとつ、ご指導いただきたいのですが、どうしてもお会いしたい先生になかなかお会いできないケースがしばしば々ありますが、何かいい手立てはありますか？　ありましたら、お教えいただけませんでしょうか。先生の先輩の先生からもいろいろと忠告はいただいているんですが……。

医師：その問題ねえ。実はうちの病院の外科の医者が、ＭＲに会わないわけないんだけど、ＭＲ側に言わせると、うちの病院は外科医に会えない病院として、有名みたいなんだよ。

筆者：そうなんですか？　存じませんでした。何しろ、私は先生の病院をいまだお伺いしたことがないものですから。

医師：ハッキリいうけど、この問題は俺から言えば、ＭＲ活動以前の問題がそこにあると思うんだよね。

筆者：……と申しますと、具体的にどのようなことなのでしょうか？

医師：うちの病院は、大学から常に五～七名の研修医がきており、俺が全員の面倒見を任されているんだよ。もちろん、常勤医も大勢いるけど、病院規模も大きくて地の利もいいので、結構忙しいんだよ。急患のオペもしょっちゅうあるしさ。それで、いちいちＭＲと関わっていられない事情もあるんだよ。

筆者：そうですよね。全国どこに行っても、暇な病院はないですよね。

医師：だけど、それじゃあ、外科医側が横柄みたいに取られちゃうのが嫌なんだよ。MR側がMR活動以前の問題が横たわっていることに全く気がついていなくて、かつ、そこがクリアできていないから、MRに医者が会わない病院扱いされているんだよ、きっと。

筆者：先生、その横たわっている見えない問題って一体何ですか？

医師：いいかい、MRの多くは、表道ばかり歩いてきているんだよ。しかし何事にも裏と表があるよね。その裏道の存在を考えようとしていないし、見つけようともしていないんだね。俺は、大勢の外科医を束ねている責任者として本当に忙しく、MRと会って話をする暇がないくらい多忙だけど、MRの中には、こんな俺を確実に捕まえて、チャンと情報提供をしてくれたり、お願いされたりすることが頻繁にあるんだよ、実は……。

筆者：差し支えなかったらそのすごいMRのメーカー名を教えていただけませんか？

医師：いいよ。今のところ〇〇製薬と△△製薬の二社のMRだよ。

筆者：へーッ、そうなんですか。具体的にその活動内容は……？

医師：さっき話したように、多忙であるが故に院内の表道ばかりを探しても、俺たち外科医を捕まえられないってことを、その二社のMRはよく知っていて行動しているんだよ。実は、病院から約五〇〇メートル離れた所にJRの駅があってね。俺は、車でこない曜日は必ずJRで来て駅を利用する。その駅には、入口の傍に公衆電話ボックスが二つあってね、二社のMRたちはその中に隠れていて俺が駅にくるのを大概待っているんだよ。そして、そこで捕まえて先生チョットお茶でも……と言われて時間を潰すことがある。院内にきたって、どうせ捕まらないことをよく知っているんだね、その二社のMRは。実に無駄がなくて賢いよ。俺の科は、俺が右向け右というと病棟の若手医師もみんな右を向くようになっているから、その二社の業績はいいはずだよ。駅前で会う度に、チャンと最新の学術情報を携えてきてくれるし、こっちも大助かりなんだよ。

筆者：うちの会社のMRにはない行動パターンですね。是非参考にさせてください。

医師：それはいいけど。結局、MRが医者に会えないんじゃないんだよね、会える工夫をしていないだけなんだよ。医者もみんな、自宅があるんだから夜は自宅に帰るよ。車で帰るか、他の交通手段を使うかの違いだけだよ。自転車できている医師もいるしね。若手の病棟医なんかの帰宅は俺よりずっと遅いよ。医者にはそれぞれ、本人特有の通り道っていうのがあるんだよ。表道と裏道がね。それを早く見つけて、科学的なアプローチを継続しなきゃあ埒が明かないってことだね。

●キーポイント

各々の医師の「けもの道」を見つけて、待ち伏せしよう。

７）「自筆」にこめられた効能効果

ＭＲ諸君も、医師はじめ多くの医療施設関連の方々に年賀状、暑中見舞状や手紙を出す機会があると思う。その場合、文面は表も裏も全てワードプリンターで書くか？　それとも全部手書きで認めるか？　私がするように裏面はワードプリントにして、一言の手書きコメントを添え、宛先は全て手書きにするか？　どのように書いているかで大きな差が出ることを話そう。

この手書き文面を添え、宛先も手書きにする作業は、正直いって結構疲れるものだ。私は毎年、年賀状で七〇〇枚、暑中見舞い状をその半分の三五〇枚、手書きで発信することを、毎年の決まりとしている。

この私の手書きの書状について、「石川さんからいつももらう年賀状とか暑中見舞い状は、なぜ宛名だけ手書きなの？」と、ある国立大学病院の外科教授に尋ねられたことがある。その時の会話をここに記すので、参考にしていただきたい。

筆者：先生。実は、表の宛名書きも印刷対応すれば良いのですが、わざと手書きにするにはわけがあるのです。

教授：へぇ〜っ、どうして？　手書きだと時間がかかってしょうがないでしょう。

筆者：実は、大勢の先生の中には、しばらくお目にかかっていない先生もおられるので、ご無沙汰の段、何卒お赦しください、という身勝手なお詫びの気持ちを込めているのです。すると、先生方のお顔がお一人おひとり思い出すことができて、筆を走らせることができるのです。

院長：そうか。そういう背景があったのか。そりゃあ、もらった方は手書きのほうが嬉しいよ。真心が籠っているもの。だけど、年賀状七〇〇枚と言ったって決して威張れたもんじゃないよ。俺のお袋は、親父の代筆で年賀状の宛名書きを毎年一、五〇〇枚も書いていたよ。俺もビックリして見ていたけどさ。石川さんの二倍以上だよ。

筆者：なんと、一、五〇〇枚ですか。ビックリ仰天です。七〇〇枚だって、かなりしんどいです。会社からはせいぜい二〇〇枚程度しか支給されないので、後の枚数は毎年自腹を切っていたのもかなり負担でした。でも、このやりかたは、ずーっと続けてきています。

院長：そういう真心の籠った、印象に残る心配りを続けているからこそ、石川さんとは、何十年も前から知り合いのような錯覚を覚えさせるんだよね。

手紙一つの文面、宛先にも、手書きで真心を込めて書くという細かい心配りが、他の儀礼的な書状を出すMRと、大きく好印象を受ける意味での差となることを分ってもらいたい。字の拙さは問題ではない。いかに、日ごろの感謝の気持ちがそこに籠っているかが大事なのである。MRの仕事とはそのような細かい配慮がすべてに通じる世界であることを理解してほしい。ちなみにその外科教授の御尊父は、全国獣医師学会の副会長で、お顔の広さは格別だったそうだ。よって、先生のお母様も事務的なお手伝いで大変お忙しかったと聞いている。

●キーポイント

自筆で以心伝心。

8）先生から「神様」扱いされた話

我々がＭＲ活動に際して、先生の方から自ら裃を脱いでくださって、その上、ありがたい教えを教導してくださることも少なくない。

ある半官半民大手病院の院長（内科）に約一五年振りに再会した時、ご自分が大学病院の病棟医の頃の、私に関する話をしてくださった。

以下の話は、アポイントをいただいて担当ＭＲと同行、訪問、面談に及んだ時の話である。

院長：僕は今でも、石川さんのことを神様だと思っているよ。

筆者：えっ先生、ビックリさせないでくださいよ。神様だなんて、大袈裟な。

院長：いや、いや、今だからいうけど、あの頃は、僕も病棟医だったからとても勤務が辛かった。第一、勉強する時間もままならなかったし、学会にも研究会にも行かせてもらえなかった。病棟長にお願いしても、お前なんか学会に行くのは十年早い、病棟で患者を診るのがお前の仕事だ、と言われて、近くで開催される研究会にさえも行かせてもらえなかった。土曜日の午後とか日曜日ならOKをもらえたけど……。そういう環境だから、図書館で勉強さえ満足にできなかったんだよね。図書館へ行っても一〇分で病棟へ戻れるわけがないし、長くなると病棟長に呼びつけられて叱られるし、そうかといって医局や研究室で座り込んで書物を読んだり勉強したりもできない。周りにお偉方の先生方がおられたら椅子にも座れない。そんな時に、石川さんは僕の研究専門分野を知っていたらしく、種々の全国学会の中のトピックスや、目新しい学術情報などの資料のコピーを、何年間も毎回々々、僕の郵便受けの中に入れてくれていたんだよね、名刺を挟んでメモをつけて……。あの当時、石川さんに会う時間はほとんどなかったけど、そうやって旬な学術情報を継続して提供してくれたMRさんは、他のメーカーでは誰一人としていなかった。本当に涙が出るほど嬉しくて助かっていたよ。あれは、僕にだけやってくれていた情報サービス活動だったの？　今頃聞くのも変だけど……。

筆者：そんなに喜んでいただけていたとは知りませんでした。実は、あの活動は今初めて明かしますけど、ほとんど毎週土曜日に出社して（会社は勿論休日ですが）、各科のこれはという優秀な先生宛にコピーして、翌週、お届けさせてもらってました。平日は、関連資料をじっくり用意させてもらう時間が取れなくて、休日に出社して準備して……。お役に立っていたようで、嬉しいです。

院長：そうだろうな。ついでの時間じゃ、あれだけの内容の学術資料は毎回々々揃えられないよな。休日返上で準備した資料だろうとは、我々も想像はしていたけど。そうした地道な継続した活動がＭＲへの信頼性に繋がっていくんだよね。ホント。今は僕もこうした地位になったから、全国どこでも病院の経費で大手を振って学会に行けるようになったけど、若い頃は本当に辛かったよ。助かったよ、ありがとう。

●キーポイント

継続はチカラなり。信頼は、熱意・誠意・継続情報提供活動から。見る人はみている。結局、院長から静かに見られているのである。

９）ＩＣＴを駆使しよう

「馬鹿じゃないの、呼んでもいないのにしょっちゅうこんなに遠くまできて……」

これは現在、ある公立大学医学部で教授（内科学）をされている、私と昵懇の医師が、教授になる前にチョット辺鄙な場所にある大手公的病院の副院長の時代に、私に言われた言葉である。その時の会話はこうだった。

院長：用があったら呼ぶんだけど……、なんで毎日々々大勢のMRがこんな辺鄙な遠くの病院までくるの？　分からんよ。無駄だよね。医師は、そりゃあ通りすがりにMRに挨拶されたら応えるけど、別にMRに会うのが仕事じゃないからね、俺たちは。

筆者：すみません。今後、気をつけます。会社の者にもよくいって聞かせます。

院長：今はＩＣＴ※時代だよ。聞いてもらいたい話があるんだったら、どうしてメールでアポを取ってこないんだろうかね？　そこが、分からんのだよ。石川さんの会社の支店からだって、ここまで、片道たっぷり二時間近くはかかるんだろ？　無駄だよ、無駄。

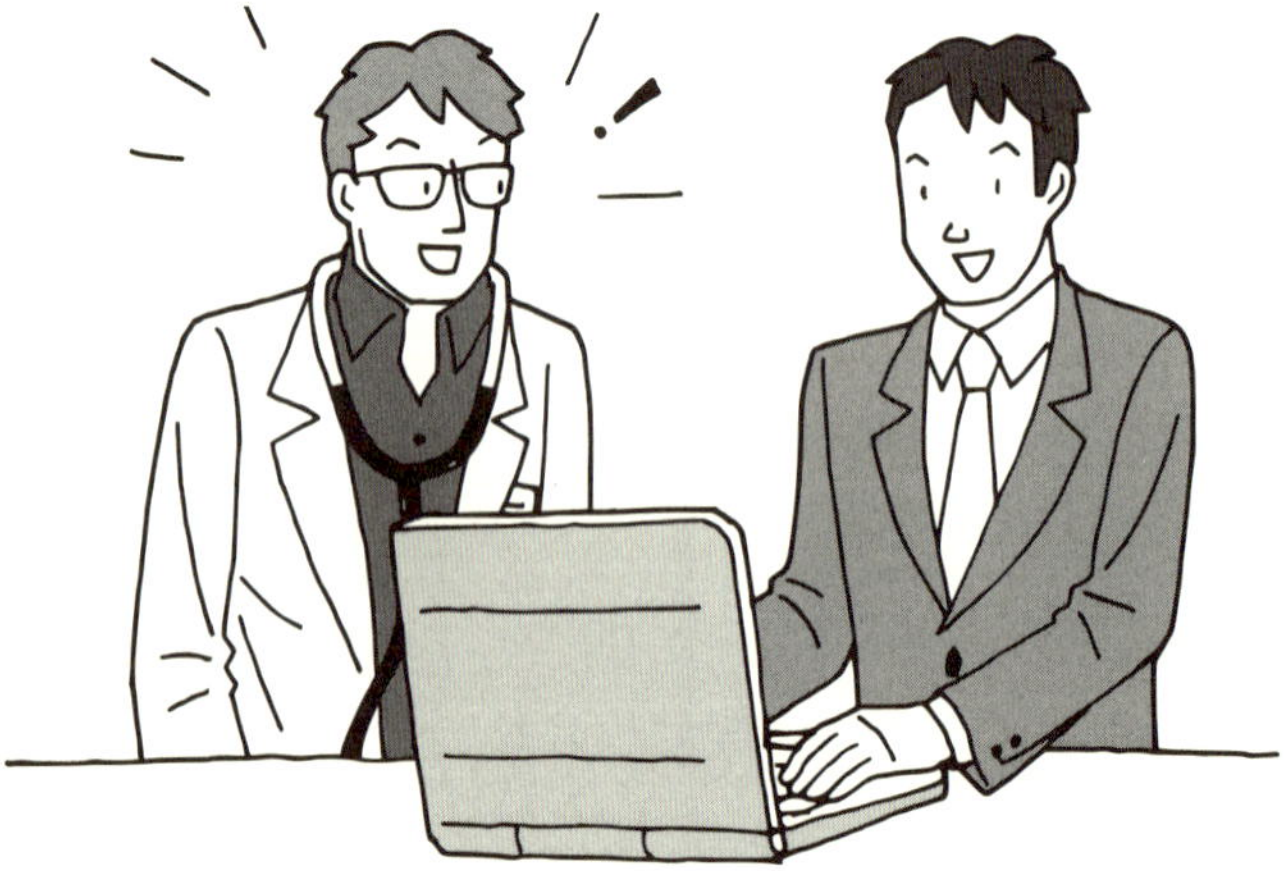

※ ICT = Infometion Community Techology

チャンとアポをもらって訪問して来りゃあ、医師だってそれなりの心構えで待っているものだよ。アポもなしにいきなりきて、通りすがりにパンフレットを見せられて、処方を依頼されても本当に困るんだよ。薬は大体、どこの会社の製品も効能的に大きな差はないのが分ってないよね、全く。

筆者：先生のおっしゃるとおりです。病院訪問することで仕事をしたと勘違いしているＭＲが少なくないのが実態なんでしょうかね。

院長：そうだと思うよ。分ってないよね、ったく。

10）ＩＣＴ時代だからこそ、心の通った配慮を！

こういう時代だからこそ、私は多くの医師にしばしば繰り返し、自筆拙文書簡をお送りしている。（表書きは手書きで書簡の中身だけは、ＰＣのワードで作成することが多い）もちろん、医師のパソコンや携帯にメールをお送りすることも少なくない。しかし、私でも自筆の書簡や絵葉書などをもらうと、心の温もりを強く感じる。この気持ちは医師たちも同じだと思う。

ＭＲ諸君も旅行に行った時や、故郷に帰省した時などは、普段お世話になっている医師や薬剤師の先生方に、地元の絵葉書などをお出ししてみてはいかがだろう。

さて、その時必ず必要なモノがある。それは、送料という「郵便切手」に何を使うかである。切手には、二種類あって一つは通常切手。もう一つが「記念切手」だ。私は、特に医師や薬剤師、栄養士の先生や看護師長などに出す時は決まって、数十年も前から必ず、記念切手を使用している。

地方に出張に出る時も必ず常備して出かける。（記念切手は、郵便局に行けば今後の発行予定まで明確に分かる）

なぜ、「記念切手」なのか？　通常切手はその名のとおり、通常の気持ちのお届けであり、記念切手はいわゆる、心の高まりを表す記念の一つと心得ているからである。

そこで先般、実にビックリするような出来事が発生した。ある私立大学病院（本院）の准教授（内科学）の奥様から、突然、私の自宅にB5版封書が届いた。開封してビックリ仰天した。中身は、当時話題の四国松山市と所縁《ゆかり》の深い人物たちを収めた八〇円切手シートであった。正岡子規や夏目漱石、その他の人物が模写されていた。奥様からのメッセージも同封されていて、拝読して涙が出てきた。もちろん、その奥様と私は、これまで一回の面識もない。

奥様曰く、「石川さんから主人にいただく郵便物にはこれまで全て、毎回違う素敵な記念切手が貼られていました。とても、印象に残っています。石川さんは四国愛媛県のご出身と主人から聞いています。そこで過日、四国松山市所縁の記念切手が発行されましたので、同封にて一シートにお送りします。どうぞご査収ください。（～云々～）」

この文面に接した時、やはり見る人は見ておられるのだなあと、つくづく感服した。

そこで、郵便局で早速調べてみたら、奥様からいただいた郵便封筒の消印がその記念切手が発行された翌日の押印であった。奥様の実に素早い行動に、再び仰天した次第である。

封書が届いた当夜、私は思い切って先生のご自宅に電話を入れさせていただいた。そしてまず、先生に今回のお礼を申しあげた。先生は、奥様のその所業については全くご存知なかった。次いで、奥様に代わっていただきお礼を申しあげた。大変明るい口調で奥様はこうおっしゃった。

「今は何でも、電子音信の時代だけどいつも記念切手を貼って頂戴する主人宛の郵便物を手にした瞬間、ホッと心が温まっています。ありがとうございます。あの記念切手、どうぞご使用くださいね」と。

その記念切手シートは、もったいなくて使用せず、今も部屋の壁に飾ってある。

●キーポイント

思いは見えないが、「気配り」と「心配り」は誰にも見える。

第三章　ＭＲの効果的な訪問方法とは

1）医師の心を捉えるのは「これだ」

自分の担当病院に、患者のために是非、処方していただきたい医薬品の口座があるにもかかわらず、なかなか処方していただけなくて、悩んだことがあると思う。このような悩みは多分、ＭＲの誰にでもある経験で、ＭＲ諸君は、この局面をどう打開してきただろうか？

そういう私も夜も眠れないほど、悩みに悩んだ経験が少なくなかった。

これから詳述する話は、こういう内容であった。

ある大手民間病院の脳神経外科は、スタッフの医師も多く大変充実した診療科であった。もちろん、オペ数もべらぼうに多く、多忙を極めていた。しかし、そこの医局長兼病棟長の先生とその製薬会社との因果関係が極めて強く、いくら医局に通っても一向に埒が明かない日々が続いていた。

どうやら、その医師が大学病院に勤務していた時代から、その製薬会社のＭＲとの間に、一番大切になる信頼関係がすでに構築されていたようである。こりゃあ、参ったなあ。どうしよう？　上司からは、社内会議の度にどやされるし……。
このような時、私と昵懇の全く別の病院の内科医師に思い切って相談してみた。匿名案件としてよい打開策がないかどうか？　よい打開策があったら教えていただけないかと。すると、答えが返ってきて、それを即、実践してみると、見事に競合他社商品の排除に成功し、大きな業績を上げることができた。その時の教えていただいた医師との話をここに記す。

医師：ここだけの話だけどさ、脳外科の医者には俺たち内科医には分からない、特別の悩みや要望点があるような気がするよ。院内で、彼らの動きを見ていてそう思うことがしばしばあるんだよ。うちの病院の脳外科の先生にそれを打開するコツを聞いてみな。○○先生、知っているだろ？

筆者：ありがとうございます。脳外科の○○先生にお会いした時、先生のお名前を出させてもらってよろしいですか？

医師：もちろんだよ。俺からも、ソッとコツを教えてやってくれないか……と頼んでおいてやるからな。きっと、コツを教えてくれるよ。

筆者：先生にご相談してよかったです。早速、○○先生にアポイントを取って面談させていただきます。結果はまた、ご報告に伺います。

そして脳外科の先生との会話。

医師：脳外科のオペは大変なんだよ。オペの内容自体がとても繊細だし、何しろ一分の隙も許されない分野のオペだからね。もっとも、他の科のオペだってそれなりの苦労があるのは当然で、何も脳外科だけが特別じゃあないけどさ。

筆者：内科の○○先生が言われたのですが、脳外科の先生方の動きを見ていたら、内科や他の科とはチョット違う何かの悩みか、要望点があるかもしれない……と。先生、そのような具体例ってあるのですか？　差し支えなければ、お教え願えませんでしょうか？

医師：そうだな、しいていえば我々の脳外科は、オペが大変だということかな。

筆者：と、申しますと？

医師：いや、手術治療上の大変さもあるけど、違った意味で大変なんだよ、脳外科は。

筆者：先生、医療上以外の大変さとは、具体的にどのようなことなのですか？

医師：脳外科のオペは、予定を立てて行われるケースと、緊急で運び込まれてオペになるケースと大きく分けて二とおりある。いずれにしても、大変なのはオペに立ちあってくれる看護師の確保なんだよ。脳外科のオペは、比較的長時間に及ぶことも珍しくないし、知ってのとおり看護師の勤務は昼夜三交替制だろ。看護師の人手の確保が一番なんだよ。オペ室に入って仕事ができる看護師がいてくれないと、極端にいって脳外科のオペは難しい。これは、他の科だって同じだと思うよ。だから、ある病院さんの脳外科の先生も看護師には頭が上がらないんじゃないのかなあ？　変な意味じゃなくってさ。正直いって、我々脳外科医は看護師たちに一番気を使っているよ。看護師たちからソッポ向かれたら、極端にいってオペはひとつもできやしないよ。

筆者：脳外科の先生がいうもう一つの悩みが、よく分かりました。内科の○○先生には後日、本日の先生とのお話の概要を報告かたがたお話申しあげておきます。

これで、自分なりに「答え」が分かり早速、かねてからの課題に取り組んだ。先に結果をいうと、競合他社商品の排除に成功し、莫大な売上業績を残した。えっ、その商品は何なのか？　それは、オペ後必ず、感染予防薬として一週間前後投与される「注射用抗生物質製剤」である。

筆者：実は先生、私は常日頃からこう思っているんです。脳外科の先生方のオペは本当に大変だなあと。オペ内容がシビアな上に、オペ室の看護師の長時間の確保問題で頭を悩まされておられると。

医師：う〜ん。それは、今始まった問題じゃないけどね。それが、どうしたの？

筆者：医局長で、かつ病棟医長の先生として、看護師たちに対するお気の遣いようは、常日頃から半端ではないと思いますが、いかがでしょうか？

医師：うん。確かに、それはそうだけど……。

筆者：そこで先生、私に一つの妙案があるのですが、お聞きくださいますか？

医師：な～に？　前々から、君に頼まれている抗生物質は無理だよ。入ってくる余地はないよ。抗生物質の話以外だったら聞いてあげるけど。妙案って？

筆者：医局員の先生方はじめオペ室、病棟、外来の看護師たちが一堂に会する今年の忘年会なんですが、その時にご参集された看護師たちに対し、先生の個人的な今年一年間の御礼の気持ちとして、先生からお一人おひとりに対し、今年もありがとう、来年もよろしく頼むよと声をかけられ、言葉だけじゃなく、看護師たちが喜ぶような品物をプレゼントされたらいかがでしょうか？

医師：それは確かに妙案だね。しかし、おカネがかかるよ。大勢いるから。

筆者：先生、経費の方はこの私にお任せください。幸い、先生の施設は民間病院ですから、お一人当たりのプレゼント代金が高額でなければ問題はありません。プロモーションコードにも抵触しません。あくまでも、先生のお気持ちが看護師たちに優しく伝われば良いわけですから。

医師：なるほど。で、どうやるの？　うちの医局の忘年会には、メーカーのＭＲは昔から誰一人呼ばないことになっているんだよ。

筆者：そこなんですよ、忘年会の日時とお店を教えていただければ、前以て、私の方でプレゼント用品に一個　個リボンをつけて包装し、「御礼」のノシ紙を貼って、お店の方に名前を伏せてお届けしておきます。そして、それはあくまでも先生の個人的なお気持ちで、あらかじめ用意したプレゼント品として、看護師の皆さんに差しあげてくだされば よろしいかと思いますが、いかがでしょうか？

医師：考えたね。だけど、それじゃあ君に悪いよ。

筆者：何をおっしゃいますか先生、先生のお気持ちが届くのが看護師たちには一番嬉しいのですから、是非この私にお任せください。このことはあくまでも、先生の個人的な発案のイベントとしてくだされればいいのですから。

医師：ありがとう。そこまで気を遣ってくれて。ところで、プレゼント品は何を考えているの？

筆者：はい。今は寒い時期ですから、手袋とか襟巻とかスカーフなどが喜ばれると思います。高価な品物じゃなくて申しわけないですが。

医師：そうか、分かった。それでいってみるとするか、今年の忘年会は。

筆者：でも先生、このことは医局の他の先生方はもちろん、看護師たちにも一切極秘扱いでお願いします。

医師：分かった、分かった。しかし、なかなかいいアイディアだね、これは。我々脳外科の仕事は、看護師たちの機嫌を損ねたら一大事だから、助かるよ。ありがとう。

そして、その日の医局忘年会イベントが終わった翌週、その先生から呼び出しをうけて医局に伺った。

医師：いやー、ありがとう。本当に悪かったね。あれは、大受けだったよ。看護師の皆さんからとても感謝されて、喜ばれたよ。これで、俺の株も少しは上がったかな？

筆者：そうでしたか。それは良かったです。先生の株は、元々高値ですから、さらに大きく浮上したんじゃないですか？　安心しました。

医師：あのイベントの後、医局の連中とも話しあったんだけど、今まで一生懸命処方してきた抗生物質の○○製薬のＭＲは、これまで長い間、一切このような発想は俺のところに持ってこなかった。今回の件で、俺ばかりか医局の他の連中も感謝されるいい結果になったので、石川さんに何かお返しをしないといけない、という話になり、結論からいうと今までの抗生物質を全面的に切り替えて、石川さんのところの抗生物質一本槍でいくことに決めたよ。オペ後の感染予防に使うんだから、起炎菌が出ているわけじゃあないし、抗生物質だったらハッキリいって何でもいいんだよ。インフェクションを発症して、起炎菌が特定された場合は、話は別だけどね。

結局、今回のイベントの発案者が私であったことが極秘とならず、先生から他の医局員にそっとお話されたようである。

要は、「発想の原点」を医師といかに刷り合わすことができるか？　という「鍵」となる話である。

●キーポイント

相手が想定していないことをやり遂げられれば、「真のプロ」に近づける。

2）正月三連休をフル活動

ＭＲ諸君がディテールしている医薬品と全く同一製剤が、医薬品の名称が違う製剤として競合他社さんからも併売されているケースがある。

いわゆる、同種同効薬の併売ということである。この場合、包装形態も薬価も同じでもちろん、医薬品の成分も同一の共同開発商品として、大学病院などで治験を担当したメーカーに先発権が発生することがしばしばある。半ば暗黙の了解事項となっているケースが少なくない。しかし、自分の担当病院の中の中枢施設がもしそうであったら、指をくわえ、ただ見てるだけではつまらないし、MR諸君ならどういう発想の転換で行動を起こすか？　正直いって難問である。

これから述べるのは、ある年の年末近くに、新種の薬剤が上市された時の話である。

その薬剤は、オペ後に必ず投与される注射薬剤である。私の数軒の担当病院の中で、私立大学病院で、実は、併売の競合他社が治験を行ったので、このままでは院内の一応の原則により、すんなり治験実施メーカーが新規口座開設に至った。

この状況は、いくら暗黙の規定があるといえども、私たちには実に悔しい状況である。

そこで、思い切って一か八かの行動を展開することにした。「原則」には、「例外」がつきものであるという言葉を信じて。

新しい医薬品が二社併売で誕生したのが年末なので「年明け年初が勝負の時」と勝手に決め込み、通常どおりのMR活動を正月三日間展開した。全国どこの病院も、正月三ケ日は休診日であるから、この出勤には家内もブツブツ文句をいった。「なんで、正月休みまで三日間も

ＭＲ活動をするの？　おかしいんじゃない？」と。

しかし私は、じっとしておられず動いた。ＭＲ諸君も先刻知ってのとおり、お正月三日間の病院業務はお休みでも、家に戻れない入院患者は存在している。そして、通常外来は休診だが救急患者は運び込まれて対応されている。

そういう患者がいるということは必ず、「日直と当直」の先生が各科毎にいるということである。

私は、そういった先生方からの信望を取りつけるのを最大の目的で動いた。全く通常どおり、早朝六時には車で自宅を出て、病院の駐車場には午前七時三〇分頃には到着。早速医局に伺うと、当直の先生がいてビックリされた。

夜も通常の活動時間帯どおり、病院を後にするのは午後二〇時～二二時頃。夜ももちろん、当直の先生がおられ、朝お見かけした先生と交替されていることもあった。

結論をいうと、正月休みの三日間の活動で大きな収穫を得たのである。

というのは、正月明けの数日後、病院にお邪魔していたところ、外科学講座のある准教授（外科学講座の実質的な実権限医師）とバッタリお会いし、先生の部屋に来るように言いつけられた。

てっきり正月三ケ日の活動に関して叱責されるのではないかと、恐る恐る准教授室に伺ったところ、その先生は部屋に入るなり、いきなり、話し出した。

医師：君の会社は、今年の正月は出勤だったのかい？

筆者：いいえ、休みでした。

医師：なのに、なんで通常のMR活動をしてたんだい？　学術文献や資料などを携えて……。

筆者：はい。実は、同一の新薬がうちともう一社他の会社さんから併売となりますので、家にいても矢も楯もたまらずMR活動をさせていただいたのです。

医師：その新薬は、薬剤部から院内PR許可は下りているのかい？

筆者：はい。それより先生、どうして私の活動のことをご存知なのですか？　先生とはお正月休み中にお会いしていませんよね。

医師：医師が書く当直日誌に、君のことが書かれていて初めて知ったんだよ。

筆者：そうだったんですか。お正月にまで押しかけて大変失礼いたしました。

医師：いや、院内に医者がいるんだから、それは構わないけど……。しかし、正月三ヶ日まで通常に活動したとはチョットビックリしたよ。参ったね。ところで、その新薬だけどうちの科でもオペ後に必ず繁用する薬剤だよね。うちの医局では、その新薬の治験をどちらの会社からも頼まれていなかったけど、病院の一応のしきたりとして、治験メーカーの商品を優先的に採用するという原則があるのを知っているかい？　治験はどこが担当して何科でやったの？

筆者：はい。もちろん存じております。治験は、○○製薬さんが内科と泌尿器科で実施されました。

医師：そうか、そこでだ。実は先日、医局会の中でも相談したんだが、原則は原則だけど例外はつきものだから、うちの科としては君の会社の○○剤を採用申請してあげることに決めたよ。多分、その薬剤はうちの科が一番繁用すると思うけど。どうだい？

筆者：えっ、本当ですか？　先生。ありがとうございます。本当に嬉しいです。一番の処方科である先生の科がバックアップしてくださったら、口座開設はもちろん、トップシェアが取れます。

医師：いやいや、君の熱意を買ってやっただけのことだよ。だけど、当直日誌を読むと、若い医者たちからの君の評判がとても良かったよ。

●キーポイント

【先哲の名言】「あれを見よ、深山の桜咲きにけり、真心尽くせ、人知らすとも」

臨済宗禅師・松原泰道

3）面談の秘訣は半仮想病人になる手もある

ＭＲ諸君、日常のＭＲ活動の中で、是非とも会いたくても、なかなか会うことのできない医師が少なからずいると思う。

医師がべらぼうに多忙であったり、面談が許されている時間帯がＭＲ活動時間と合致しなかったりで、本当にイライラしっ放しのことがあると思う。

そういうケースの場合をＭＲ諸君ならどんな手段、方法で打開していくであろうか？　私もある新薬を上市したばかりの時、「その医師のＯＫ」をいただかねば一歩も前に進まないという状況が発生し、本当に困り果てて悩んだことがある。

そこで、色々考えて、すぐに実践して、一〇〇％成功した方法がある。その手の内を明かすと、タイトルのとおりその医師の外来担当日に、私が一人の患者になって受診（面談接見）したのである。

健康保険証を使っての受診だから、そんなに高額になることもない。受診理由は、内科の場合なら当然専門性があるので、その先生の専門分野に合わせた全く違法ではない症状を訴えればいいわけである。あるいは専門性に見合った症状を先取りして受診させてもらえばいいのである。一人の患者としての受診だから、何の違法性もない。以下は、消化器内科のある先生と私との実際の体験談である。

筆者：すみません先生、外来にまで参りまして……。
医師：どうしたんだい？　どこか悪いの？
筆者：はい、最近ちょくちょく胃痛で困っているんです。（これはホント）
医師：いつ頃から？　これまでにも、そういう症状があったのかい？
筆者：いえ、最近で、初めてのケースです。
医師：最近？　よく言われているガードってやつかな？
筆者：先生、ガードって何ですか？
医師：うん。胃酸の出過ぎによる逆流性胃炎症状のことだよ。いい薬があるから、少し飲んで様子を見てみたらどうかな。
筆者：ありがとうございます。しばらく様子を見させてください。必ず、ちゃんと服用します。また、よろしくお願いいたします。

こうして、毎週一回必ず先生の外来日に受診し、三ヶ月が経った。この胃痛の症状は、多少なりとも実際に自分で感じていたので、全くの仮病ではなく、その後、胃痛もほとんどなくなった。

以下は、その間の外来受診時の先生との会話である。

医師：もう、大分良くなってきたみたいだね。

筆者：仕事上でお世話になっている先生に、長い間診ていただいたのは、先生が初めてです。先生には、日頃からなかなかお目にかかれなくて、ウズウズしていましたので、とても嬉しいです。近いうちに是非一度、お時間をいただいて私の話を聞いていただけませんでしょうか？　どうか、よろしくお願いいたします。

医師：何の話なの？

筆者：先生にご専門分野の新薬情報とエビデンスなどの情報と資料をお届けしたいのです。

医師：そうか、分かった。それじゃあ来週○曜日の外来の後の夕方○○時に、研究室へ来てよ。そこで聞かせてもらうよ。

なかなかお会いできないばかりか、これまではとおりすがりに挨拶ぐらいしかできなかったその医師と、やっと開襟して話ができるようになり、新規口座開設、繁用のきっかけ作りに成功した次第である。

私は、いくつかの病院でこのように幾度となく「実際および半仮想病人」になって、念願の面談を果たし宿願成就に成功してきた。

このようにして、お近づきになれた大勢の医師とはその後も、大きな信頼関係が構築され、今も親しくおつき合いをさせていただいている。

●キーポイント
夢は偶然では叶わない理由が必ずある。

４）医師の朝の通勤バスに同乗

ＭＲ諸君、外来をお持ちでない医師に、なかなかお会いできなくて困ってしまった経験はないだろうか？

病棟を取り仕切られている病棟医長などには、定期的にお目にかかってアプローチさせていただかないと、自社医薬品の回転状況や実態把握はおろか、競合他社の同種同効医薬品の動きすら掴めない。

当時、私は、都内のその病院から車で約一時間三〇分ぐらい離れた隣県に住んでいた。病棟担当の医師たちは、朝早くから病棟の方に行かれ、しかも、夜は遅くまで医局に戻って来られないので、なかなかお目にかかれない状態。そこでそれを打開するため、会社の上司に断って、その医師のお住まいの近くのビジネスホテルに前泊し、翌朝、お目当ての医師と同じバスに乗って病院まで通うことにした。医師がバス通勤されていることを前もって調べておき、数ヶ月間その行動を続けていた。すると、しばらくしてから同乗のバスの中でありがたくも、その医師から話しかけてきてくださり、ことが一気に進展したというわけである。私は自分の作戦を実行した結果がこの成果になったことがとても嬉しかった。

その時の、医師との会話は次のとおりである。

医師：朝、こうやってチョクチョク同じバス停から病院まで乗っているけど、君の自宅はこの近くなのかい？
筆者：先生、おはようございます。実は、私の自宅は隣の〇〇県の〇〇市なんです。
医師：えっ、随分遠いじゃないの？　どうしてここから乗るの？　チョクチョク？
筆者：実は、日頃は先生になかなかお目にかかれないものですから、勝手にこうやって、先生とお話させていただけるキャンスを待っていたのです。

医師：なーんだ、そうだったのか？　俺はほとんど終日、病棟に入りっ放しだからな。それで、夜はどこに泊ってるの？　まさか早朝、自宅から来たわけじゃあないんだろ？

筆者：はい。毎日、すぐそこのビジネスホテルに泊まっています。

医師：そうか、分かったよ。そしたら、用事がある時は院内でも使えるこの携帯に電話していいよ。そこで、時間調整して会えるように工夫するよ。

それ以降この病棟医長とは懇意の仲になり、自社医薬品の新規採用及び繁用に最大限のご努力をいただいた。

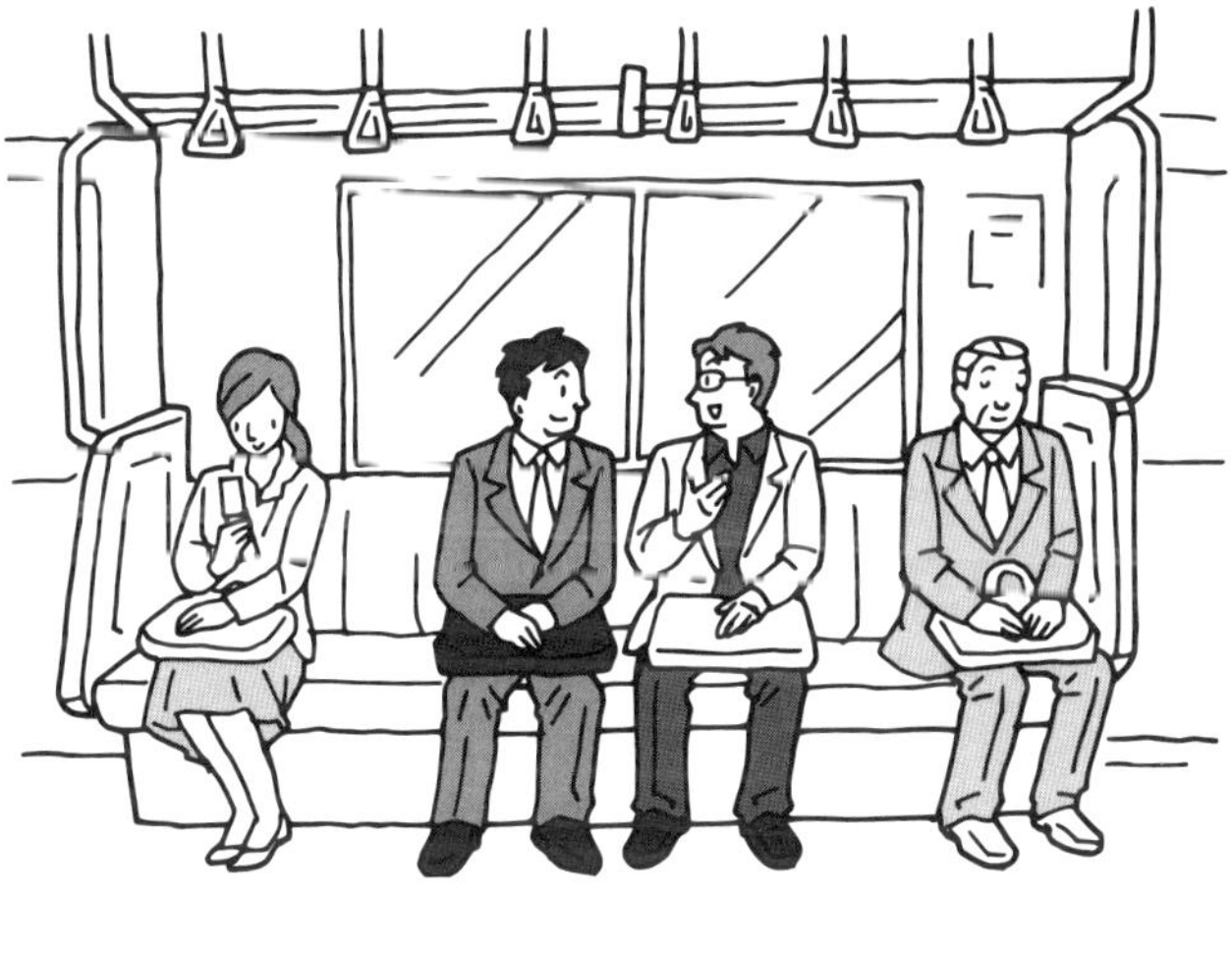

5）愚直な誠意が実を結んだ話

ＭＲ諸君も昨今は、相手が公的機関の場合など特に留意しながら、プロモーションコードに抵触しない範囲内で、医師や薬剤師の先生からの労務要請に応じていると思う。

これから記す話はある年の秋、関東の著名な大手私立大学病院本院の重席にある医師との出来事だが、最終的に医局全体に大きく奏功した実例である。プロモーションコード上、何の支障がないよう、一私人として動けるよう、私は会社から有給休暇を取って活動した。

この話は永年にわたって、どうしても攻略できなかった規模の大きい医局攻略の例である。

この医局攻略に関しては、正攻法ではチョット無理かな？　と思っていた矢先の出来事で、以下は、医局イベントの幹事の先生とのやりとりと、実際に起きた命がけの体験談である。

医師：今回の医局ゴルフコンペの予約がなかなか取れなくて困ったよ。

筆者：そんなに、厳しいんですか？

医師：うん。組数が多いもんだから、最低でも一〇組以上は確保しなければ、上の先生に叱られるよ。スタート時間がままならないんだよね。

筆者：そうですか。予約受付開始は確か一ヶ月前ですよね。希望ゴルフ場名とプレイ候補日を何日か教えていただければ、私が何とかがんばってみましょうか？

医師：どうやってがんばるの？　がんばり様がないんと違う？

筆者：いえ。多分大丈夫です。プレーは日曜日ですよね。一ヶ月前の予約受付開始日の朝は多分、ウイーク・デイになると思いますが大丈夫です。がんばってみます。

といって、候補日が何日か教えてもらった。先生は、どうせ無理だろう……と、半ばあきらめながら一応任せてくれた。

そして、どうしたかといえば、その病院からおよそ一五〇キロほど離れた、他県のある有名ゴルフ場に前の晩から一人で車で行き、駐車場で一夜を過ごした。当然、前泊覚悟の行動であった。事前にゴルフ場に電話して、一ヶ月前の予約受付の開始時間が午前六時三〇分からと確認を取っておいたのである。

前夜、そのゴルフ場入り口の正面の駐車場に到着し、目覚まし時計をセットして車中で睡眠に入る前に、チョット小用をしようと車外に出た途端、あっという間に数匹の野犬に取り囲まれ、吠えまくられた。本当に、その時はもう駄目かと思ったが、幸い、ズボンのポケットに何個かの駄菓子を入れていたので、それをばら蒔いて、命からがら車内に飛び込んで助かった。

翌朝、午前六時三〇分前に受付に一番で並ぶことができ、一二組の予約が取れた。六組ずつ二つのコースに分かれてスタートできる予約である。最高の成果だった。

ゴルフ場からの帰路、幹事の医局長医師に報告を入れた。先生は大層喜んでくださり、有給休暇を取ってまでの私の行動に、すごく感謝された。

それからは、難攻不落だったその大口医局内での自社医療用医薬品の新規採用はもちろん、既存医薬品の繁用度合いも急速に高まった。

この一件は、他社のＭＲが考えつかなかったことを、誠意をもって、愚直にさせてもらっただけのことであるが、結果はきちんとついてくるという例である。

●キーポイント
「普通」の努力では、「普通の成果」しか上がらない。

６）新人ＭＲのディテール力向上の方策

私がある製薬会社の課長時代の、ある年の春、新人ＭＲが一人私の課に配属されてきた。中間管理職の方なら、このような経験は必ず一度や二度はされてきたと思う。何とかしてこの新人を同期の者より早く育ててあげたい。彼に早く一人前のＭＲに育ってもらいたい。それが、本人と会社のためである。しっかり教育しないといけないと、自分に強く言い聞かせたことはあるだろう。さて、そうは思ったものの、会社からのいわゆる学術研修の受講のみではダメなことは初めから分っていたので、私は私なりに工夫を試みた。

現在、部下を持つＭＲ諸君なら、どのような工夫をするだろうか？

方法は無数にあろうかと思うが、私が採った手段、方法は、まずは昵懇の大学病院本院の、ある内科医師に相談することから始めた。これはその時の私と医師とのやり取りである。

医師：学術研修だけじゃ、ダメに決まっているじゃないか。我々医者に暇人はいないんだよ。

寸暇を惜しんで医師に聞いてもらう、そして納得して処方してもらうのがＭＲの大きな仕事の柱だよね。問題は、会社で学んだ学術知識の内容を、いかに聞いてもらえる場作りをし、的を得た資料を使って手っ取り早く医師に訴求することができるか……じゃない？　パンフレットばかりの説明を受けても医師は飽きてしまうし、第一こちらは忙しいからそんなに長い時間は会話できないよ。

筆者：どうしたらいいんでしょうかね。今、ひとりで病院回りをさせているんですけど、先生とどのような会話をしたり、ちゃんとしたディテールができているものやら心配なんですよ。いえ、時々は同行してそばで聞いてやって、アドバイスはしているんですけどね。どこの場面で、どの学術資料を先生にお見せして訴求しているものやら、全ては分りかねるのが実情なんですよ。

医師：そうだろうな。それじゃあ一度、俺のところに連れてきてよ、その新人MRを。そして、予めディテール対象医薬品を決めておいて、俺が聞き手になってやろうじゃないか。そうだな、医局や研究室の中じゃあ若い本人も緊張するだろうから、病院の近くの静かな喫茶店の中で、お茶でも飲みながらというスタイルでやろう。どう？

筆者：ありがとうございます。先生にそこまでおっしゃっていただけて、ご相談した甲斐がありました。当の本人もきっと大喜びすると思います。何しろ、どうお話したらその該医薬品のセーリング・ポイントをいかにご理解いただけて、処方いただけるかの、イロハも十分分っていないものですから……。

結果、後日の午後の時間帯に、その医師が受け手になってくれて約束の三〇分間、厳しく面談、接見してくださった。

私は傍で無言で聞いていた。医師は、手取り足取りの優しさで新人ＭＲに医師との面談のイロハを教えてくださった。いわゆる、実物の医師による「ロープレ訓練」というやつである。

ちなみにその先生は現在超大手の民間医療施設の院長先生をされていて、私と会った時には必ずその時の話で持ち切りになる。言い忘れたが、その新人ＭＲはその後、長足の進歩を遂げて同期ＭＲのリーダー格的存在に育った。

●キーポイント

餅は餅屋が一番。

7）ＭＲさんは、立っているだけでお金もらえていいね

医局の訪問活動で、処方医師との人間関係の構築、強化は、ＭＲの基本的活動の原点であるといっても過言ではない。とはいっても、訪問規制もあるし医師たちも多忙だし、病院、医局までは訪問できても、お目当ての医師に面会できて、自社医薬品の処方に繋がるディテールができるとは限らない。売上げが伸びないと、会社の上司からは呼びつけられて怒られるし、ＭＲ諸君の仕事はある面では辛くて厳しい分野の仕事であることは確かだ。

ましてや、ビジネス相手の医師のインテリジェンスは高いし、下手にアプローチもできない。こういう悩みに随分頭を痛めているＭＲ諸君も多いと思う。

しかし、どんな仕事も前向きに、かつ楽しくやりこなす術さえ覚えて実践すれば、苦痛はたちまちどこかへ吹っ飛んでいくのである。そのためには、自分本位の仕事展開ではなく、ユーザーつまりお目当ての医師の持ち時間に、照準をピタリと合わせた活動を継続、展開さえしていけば必ず道は開けるものである。ただし、あくまでも創意工夫することが肝要であるが。

かの世界的な発明王：アメリカのトマス・Ａ・エジソン（1847-1931）は、次のような名言を残している。「首から下で稼げるのは一日数ドルだが、首から上を働かせば無限の富を見出せる」と。

実は、この項目のタイトルの文言は、私の義従弟の内科医の言葉である。彼は、ベッド数が八〇〇床以上もある大きな公的病院の勤務医でもある。
その医師は私より若年であるが、タイトルの文言の真意をよく問い質したところ、彼は私にこう語った。

医師：うちの病院は大きいからかもしれないが、毎日、夕方になると各科の医局が並んでいる廊下は、数十人のＭＲが壁際にずらりと並んで立っている。たぶん他の医者もみんな同じように見ていると思うけど、能がない無駄な行動だなと思うよ。石川さんは身内だからいうけど、一言でいって馬鹿じゃないかとしか言いようがないね。廊下に立っていて、俺たちが行き来する度に挨拶してりゃ、会社から給料もらえるんだから楽だよね。第一、俺たちは立っているだけでは何の仕事にもならない。常に動いてなきゃならないんだよ。ＭＲみたいに待ちのスタンスでじっとしていては、給料はもらえないよ。

筆者：それは、ただ廊下に立っているだけじゃないんですよ。ＭＲ仲間用語でこうした行動を「立ちん棒」と呼んでいますが、先生にご挨拶した時、先生が足を止めてくださって、かつ、こちらの話に耳を傾けてくださる雰囲気が感じられた場合には、即座にご処方をお願いしたい医薬品のパンフレットや、学術文献などをお見せしたり、お渡しして処方をお願いしてるんですよ。他にも、関連学会や研究会などの医療、学術関連の情報も提供しています。そう思われるほど決して楽な仕事じゃあないんです。

医師：いや、いや、何も仕事をしていないといっているわけじゃあないんだよ。俺だって、学会関連の事前情報をもらってありがたかったこともあったし……。

筆者：それじゃあ、ＭＲ活動のどの部分が物足りない、つまり馬鹿なんですか？

医師：正直にいうけど、俺たち医者の仕事はＥＢＭ（evidence-based medicine）を重視した上で、患者たちの苦痛や悩みをいかに早く恢復方向に向けていくかにかかっている。ＭＲに会うことなんか、仕事の内に入っていない。こちら側から何か用がある場合を除いてはね。

筆者：つまり、邪魔くさい存在と、いうことですか？

医師：そうだよ。所詮聞く耳を持っていない人間から、いかに話しかけてこられても、三歩歩いたらすっかりキレイに忘れる鶏と同じだよ、すぐ忘れるというより、覚える必要がないんだよ。だって、こちら側に聞く耳がないにもかかわらず、一方通行的に聞かされた話なんだからね。他の医者たちもきっと同じだと思うけどね

筆者：なーるほど、そういうことですか。ということは、事前に目標とすべき先生に、話の内容を聴いていただく準備の工夫をしてから訪問して来い、ということですね？

医師：そういうことだよ。ＭＲのほとんどはその創意工夫が全く抜けているよ。たとえばある日の夕方、目標の先生と廊下で会った時に、何々の案件で折り入ってお話をお聞きいただきたいと、後日の面談アポイントをお願いしてみるとか。他にはメルアドを教えてもらっていたら、それでアポイント打診するとか、手紙や電話で打診するとか、科学的にアプローチしていく方法は他にもたくさんあるはずだよ。もし、メルアドなどを教えてもらっていなかったら、会った時にメルアドを教えてもらうことにのみ終始し、後日メール発信させていただきたい旨の了承を得ればいいじゃないか。そこまでいけば、大成功だよ。要は、創意工夫がＭＲの日常活動の中に見られないってことだ。

筆者：先生、ありがとうございました。眼から鱗でした。早速、うちのＭＲ連中にもよくいって聞かせて実践させます。

その後、何人かの親しい医師にこの件に関して水を向けたみたところ、ほとんどの医師たちが異口同音の事柄を話してくれた。この医師の見解は間違っていなかったのである。

●キーポイント

先生から、どう見られているのか？　が「鍵」である。

8）医療、薬剤などの科学系関連記事の切り抜き情報ファイルを医局に置かせてもらおう

医師たちへの情報提供活動のパターンは何とおりもある。今や、ＩＣＴ時代だから数十秒もかからないうちにユーザーに情報提供が叶う時代でもある。

しかし、ここでチョット考えてみてもらいたい。メールで送った情報類はあくまでも行き先が個人宛ゆえ、他の人との共有は困難なケースが少なくない。

そこで、実際の体験談を次に紹介する。ある時から、その国立大学病院本院の外科医局を攻略せねばならない事態が発生した。

そこでこの戦略を継続、実践して大成功し、教授はじめ医局の多くの医師たちから厚い信頼をちょうだいし、競合他社の医薬品をその医局全体の処方から、ほぼ一〇〇％近く排除するにいたった経験談である。これは、決して難しい行動ではない。その気にさえなれば、誰にでもできる改革である。

それは、教授や医局長先生の秘書にお断りして、「〇〇ファイル」と銘打って、それに定期的に医学関連、医療行為関連、薬学関連、看護関連、科学全般、たまには文科系関連、その他

の情報のコピーをファイルさせていただき、その医局内の特定の場所に常設してもらうことである。

それが、どのような効力を発揮するかといえば、当然のことながら教授はじめその他の医師たちに、情報の共有化の懸け橋となるという利点がある。この効力は直ちに眼に見えてくるモノではないが、これが「信頼関係の構築と醸成」に大いに役立つのである。

その病院は、地方都市にあり、このファイル作戦は私の指示とおりに全て、担当の中堅ＭＲが継続実践してきた。

私がそのＭＲと一緒に同行訪問できる時は、自分がじかに情報資料を携えて訪問したが、そうでない時は担当ＭＲ所属の支店宛に情報資料をメール宅急便で送付し、できるだけ早いうちに、彼に医局に持参させて、秘書に話を通してファイリングし、新た

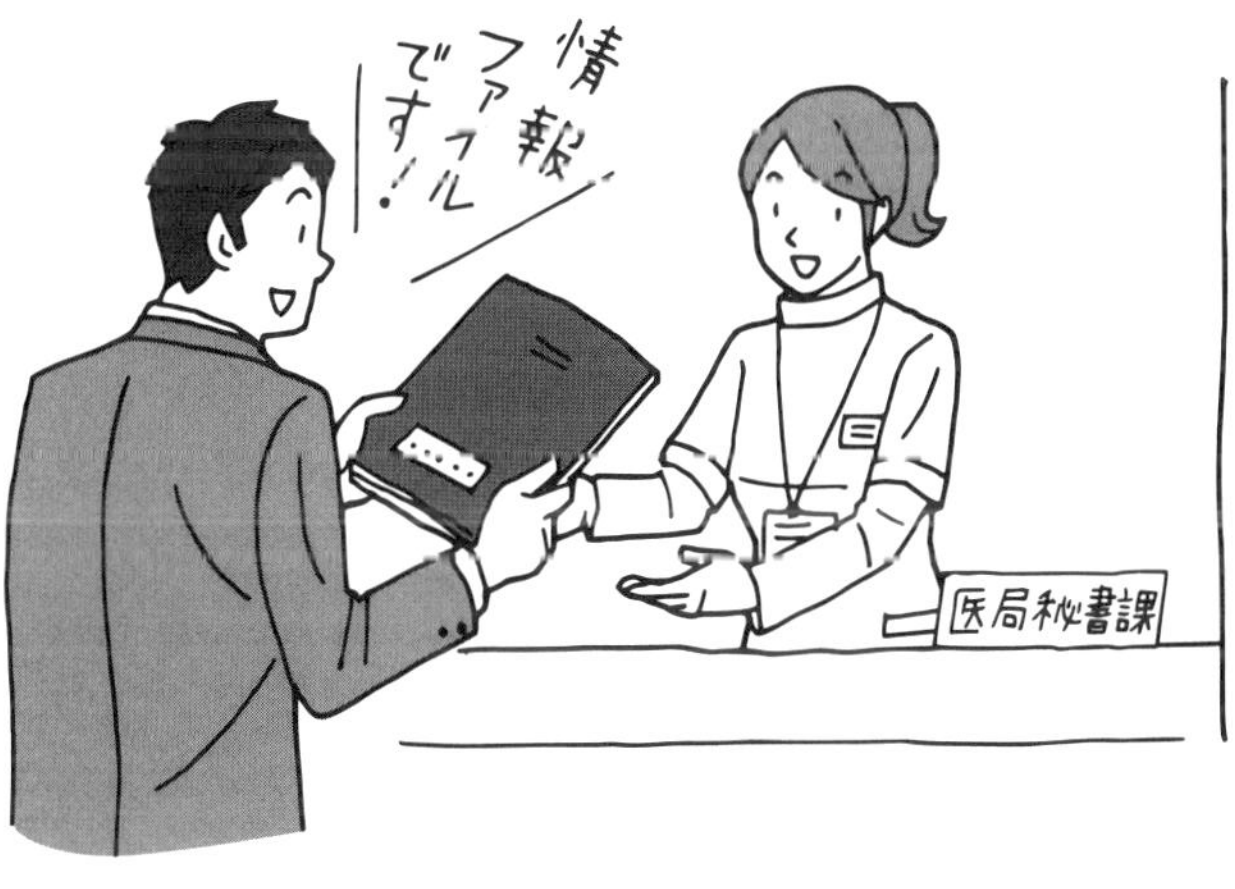

な情報到着ニュースとして、医局の秘書から教授をはじめ医局の医師たちに、お知らせいただいてきた。こういう方法を、他の病院の多くの医師、医局でも実践し、大きなご信頼をちょうだいしてきた。

このMR世界では、何も真面目に通うだけでことが成就するわけではない。もし、真面目に通うだけで何事も成功するのなら、高い給料でMR諸君に動いてもらわなくても、時給制度でアルバイトの学生さんに通ってもらえば事は済む。

この世界は、そうは上手くいかないのである。何しろ相手が、我々以上のインテリジェンスをお持ちの医者たちだからである。（時には医師のインテリジェンスと同等のものを持っているMRもいるが）

それでは、MR諸君の関心事の情報源の話に移る。それはやはり、各種新聞や医療関連の市販雑誌などの情報が中心である。

その情報を得るためには、医局で定期購読している新聞はもとより、教授やほかの先生方がご自宅で定期購読されている新聞名を知ることが肝要である。すでに先生方が知っている情報とダブった情報内容だと、新鮮味がゼロになる。

あわせて、医局で定期購読している医学雑誌類も予め調査しておき、ダブった情報の提供を避けることが肝要だ。

他に、全国に数ある病院の中で、医療関連の市販雑誌を定期購読している医局はほとんどないのが実態である。ゆえに、この情報源には大きな価値がある。ある時、教授から、「今度来る時はどのような面白い記事を持って来てくれるんだろうとワクワクしてるよ」と言われたこともあり、かえってこちらのほうが「今度はどんな情報をお届けしようかな？」と、楽しみでワクワクしたこともある。やはり、真面目に通って智恵と汗を掻きながら、誠意溢れる各種の情報提供活動を継続することこそが、実権限医師攻略活動のイロハの「イ」である。

●キーポイント
情報共有の重要作業をお手伝いしよう。

9）顧客に尻を向けないように

ある大手私立大学病院（本院）のメス科医局にて医薬品の説明会をやらせていただいた際に学んだことをお教えしよう。私はその時以来、お客さんには決してお尻を向けないよう徹底している。

それは、説明会終了後の翌日、その医局の最高実力者である主任教授の秘書から、会社の私宛にお電話をいただいた。内容は、○月○日午後○時に教授室へ来るようにとのことであった。指定の日、恐る恐る主任教授室を一人で訪ねた。「先日、実施させてもらった医薬品の説明会で処方を訴求した一件はなかったことにしてもらいたい」などと言われたらどうしようと、本当に恐る恐る教授室を訪れた。すると、その教授が即座に曰く……

教授：この前の説明会、ご苦労さん。あの薬剤は、うちの科でもこれから使っていく予定だから心配いらないよ。

筆者：ありがとうございます。先生からそうおっしゃっていただいて、嬉しいです。

教授：うん。ところで今日、君をここへ呼んだのは他でもないんだが、君に一つ注意をしてあげようと思ってね。

筆者：あの時の説明会で、何か粗相でもございましたでしょうか？　言葉使いとか……。

教授：いや、そんなことはなかったよ。俺が君に注意をしてあげたいのは、我々医者たちを大切なお客さんだと思っているのなら、客には絶対に尻を向けてはいけないということを言ってあげようと思って。

筆者：先生、自分では全く気がつきませんでしたし、今も正直申して何が何だかさっぱり分かりません。先生、是非厳しくご指導くださいませんでしょうか。

教授：そこまで言うのなら、注意点を言うよ。初めからそのつもりで呼んだんだけどさ。実は、あの説明会の時、君は正面のスクリーンの左端に立って、指示棒を右手に持って医薬品の説明をしただろう？

筆者：はい、先生。確かに左端に立ちました。右利きなもんで、指示棒は右手に持ちました。

教授：いいかい。左端に立って右手で指示棒を使ってスクリーンを指したら、君の身体はスクリーンの方に半転し、お尻を客である医師たちに向けることになるんだよ。先日の君の説明会の時は、しょっちゅうそういう場面があった。君の背中が見える時もあった。背中を他人に見られるということは、完全にお尻を向けていることになりゃあしないか？

筆者：あっ！　先生のおっしゃるとおりです。大変失礼しました。

教授：済んだことはもういいよ。これからのことが大事だよ。利き手が右ならば、正面のスクリーンの右端に立って、右手で指示棒を使って説明すれば物理的にも客に尻は向けないんだよ。堂々と身体の正面を見てもらいながら喋れる。分った？　客に尻を向けても構わない職業……というか、そうしないと務まらない仕事もあると思うよ。たとえ、天皇陛下御夫妻が観戦に見えていてもね。

筆者：へー、お客さんに尻を向けても構わない仕事もあるんですか？　全く、分りません。

教授：野球のキャッチャー（捕手）がそうだよ。天皇陛下御夫妻は必ずバックネット裏で観戦される。キャッチャーは、陛下にお尻を向けないと務まらないポジションだよね。一二〇メートル余りも向こうのセンターボックスでは決して観戦されないよ。他に、オーケストラの指揮者やタクシーやバスの運転手もそうだよね。他にもあると思うけど…。

筆者：正に、先生の仰るとおりです。凄く勉強になりました。本当にありがとうございました。

ちなみに、数日前に開催したその医局での医薬品説明会は、大学の広い講堂（医学生さん向けの授業をされる教室のような雰囲気）で開催され、その教

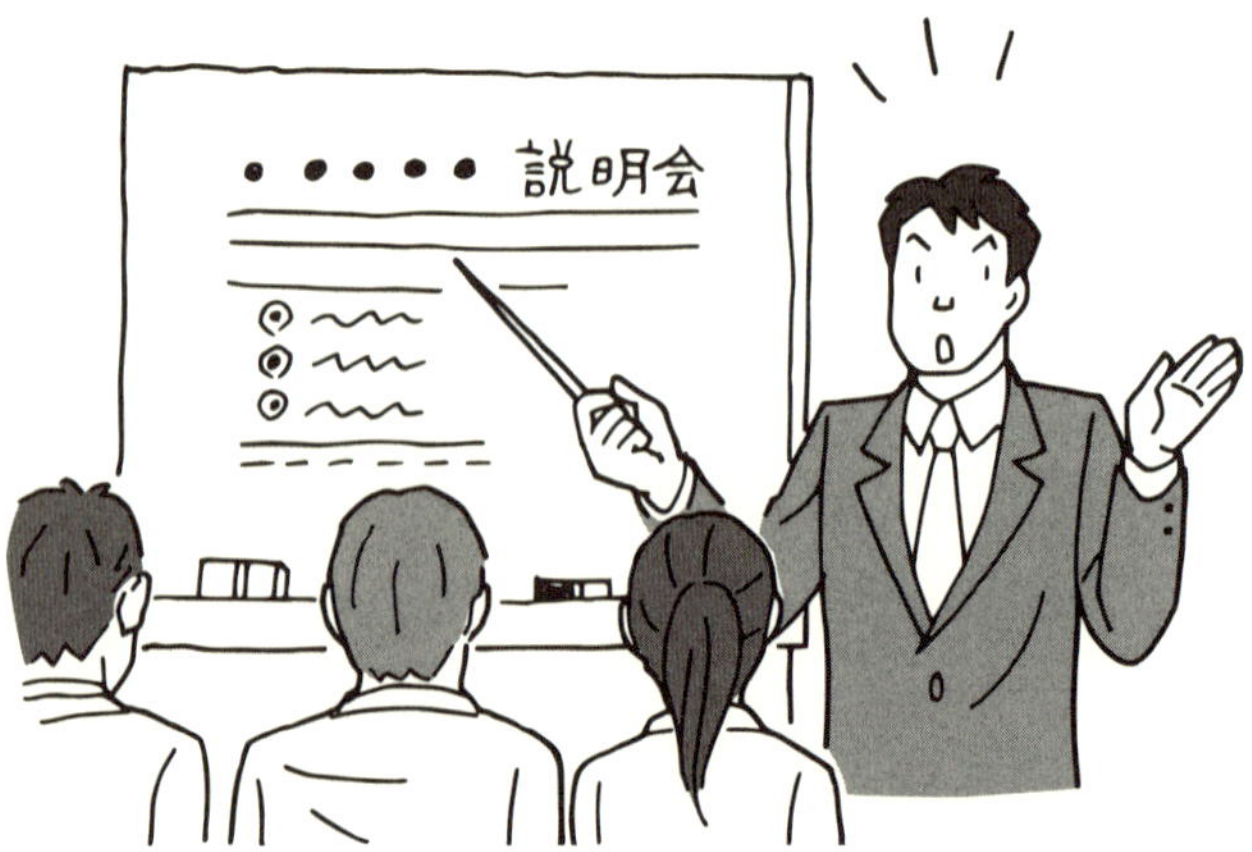

授他、医局の先生方ほとんど全ての約八〇余名に参集いただいた。この話は、ユーザーである大学病院の医師（主任教授）から直接、大事な心得を教わったという、貴重な経験談である。

医師の部屋を失礼する時なども、絶対にお尻を向けて退室してはダメなこととも共通する。見ている人は、見ているというか、ちゃーんと見られているということを肝に銘じておくべし、ということなのだ。

●キーポイント

親身になってアドバイスしてくださる医師と仲良くなろう。

第四章　実権限医師攻略の極意・その1

1）「外来及び入院患者を増やしたい」要望への対応

私は、首都圏のある私立医科大学の内科主任教授から、「外来及び入院患者を増やしたいが、何か良い策はないか」と相談をされたことがある。

ＭＲ諸君も、先生方から色々なご相談を受けたことがあると思う。

その後、地方の国立大学の教授や、民間施設の院長先生、公的病院の内科部長の先生からも同じような相談を受け、それに対応してきた話をここに記そう。

これらの全ての相談事に私は的確な方策を提案し、それらがことごとく成果を出し、諸先生方にお会いする度に大いにお褒めいただいてきた。外来患者の増加は、つまりは入院患者の増加にも繋がることである。私が医師たちにご提案してきた内容のポイントは、要約すると次のとおりである。

①医師たちは、患者を病院に誘導するために、たとえば車を走らせて宣伝して回ることはできない。したがって、患者を病院に勧誘するための、なにか企画を考えることが大切であること。

②医療施設を選択するのは今や、患者ばかりではなく、その家族や親戚の方々の見識が左右するから医師の専門性を強調する前に、それを受け止める患者や、一般市民の方々が参集するような場作りが重要になる。

③その催事企画は、一回限りのものでなく、できる限り継続性と、永続性を持たせることによって、集まる人の確保と増加を見込まなければならない。

④小難しい内容の企画ではなく、一般市民に受け入れられる分りやすい内容が望まれる。

⑤時には、記念企画として著名人（文化人／演劇人など）を特別講師として迎え、本題の前座として関心性を高め、参集者を飽きさせない工夫が重要である。また特別ゲストとして厚生労働大臣など高名な政治家にも講演を依頼することも念頭に入れる。

以上の五点を、私は自作のレポート形式で細かく具体的に提案した。

医師たちは、私の提案企画内容を素直に受け入れてくださり即実践された。

その結果、実践された医療施設では、いずれも外来患者が急激に増加し、その現象に伴い入院患者も増加の一途を辿り、病院及び医局運営も大盛況となった。

首都圏のある私立医科大学病院での記念催事には私も参加した。約三〇〇名入れる大学病院の講堂に三五〇名を越える参加者がこられ、大盛況であった。

私に相談された教授は、今も医療面でも現役のバリバリだが、病院経営面でも大きな功績を残されたので、たちまち医学部長にまで昇格された。

では実際、具体的にどのような企画だったかを説明しよう。一言いえばその医局の専門性を活かした、年二回（春／秋）の「市民公開講座」を開催したのである。

それを、病院がある地元の人々にお知らせする方法を、いくつかのパターンをレポート形式に詳細に書いたものを提案した。

人口密度の高い地域ではハッキリいって、近隣の病院間での患者の取り合いが起こっている実情がある。そういった状況下で一般の方々に、この病院の講演会の企画内容をお知らせする最良の方法は、（1）地区の公的広報紙に案内記事を掲載する。（2）三大新聞の地方版コラム欄に案内記事を掲載する。（3）病院内の外来掲示板や待合室に案内書を張り出す。（4）地区の開業医との日常のコラボ強化を推進し、開業・クリニックの待合室などにも掲示、案内してもらう。（5）大学病院の場合、その大学出身の開業医などと連携を取り合って、地区の医師会を通じて市民公開講座開催を案内してもらうなどを提案した次第である。

いずれの病院でも、この広告宣伝が功を奏し、患者が増えて大盛況とのことであった。

ある国立大学病院での市民公開講座は、毎回、地元新聞に大きく取りあげられている。そこで私は昨今、次の一手として、早く、厚生労働大臣を特別ゲストとしてお呼びして、一般市民の方との話し合いの場を設けたら、この大学と先生方の名前が一段と著名になると、提案している。この提案は現在、担当官庁と目下交渉中とのことである。

もうすでに、数十回に及ぶ人気企画として、地元に根づいている市民公開講座も少なくない。

また、医師たちの本分である、いわゆる患者の疾患の治癒に関わる業務、すなわち余病と未病をも先取りした医療行為と関連のある企画が今後、必要になることは他に論を待たない。

ちなみに市民公開講座の入場料金は無料である。そして、合法的なサービス活動として一つの関連のある企画も実施された。

それは、尿試験紙を発売しているメーカーが、試験紙を予め用意し、会場入り口にて医局の医師たちが横一列にデスクを並べて待ち受けて、その場で血圧測定と同時に尿試験紙での測定をして、その結果をお知らせするサービスを行う奉仕活動である。この企画は参集された患者の他、一般参集者の方々にも大変好評であった。

さて、この提案企画が成功したおかげで、その先生の専門分野における自社医薬品の新規導入や繁用に大成功した結果をみた。

我々ＭＲの仕事はただ単に、任された医療施設で自社の医薬品の繁用を期することのみではなく、また、会社側からもらった学術資料のみを駆使して活動するのではない。

前記の様に先生方からＭＲに相談やお話が舞い込んでくるよう、普段からの信頼性の確立に向けた地道な活動の継続こそが肝要なのである。

「医は仁なり」という、医師の真髄の懐に飛び込むためには、その環境作りを自らの手で普段からしっかり耕しておくことが大切である。

●キーポイント
医師と戦うのではない。医師に近づくのだ。

2）説明会の「鬼」に徹しよう

ＭＲ諸君、会社の上司から特定の病院で、繁用されたい医薬品の「説明会」の実施回数や、先生方の反応状況などを追及されたことはないだろうか？

説明会の重要性はいうまでもないので割愛するが、この活動は「安心」、「安全」、「有用性」、「有効性」などを、処方医に訴求する絶好の機会であることは間違いない事実である。

課題は、「説明会」の開催を医局長先生や病棟医長の医師たちにお願いしても、日程確保がままならないのが現実だということである。

周知のごとくそこには、メーカーの実施順番というものがあって、なかなか自分に順番が回ってこず、うっかりしたら半年先とか一年先という場合も少なくない。そうした場合、MR諸君はどのような活動を展開するのだろうか？　実際には、とても難しい案件である。

私は、かつて都内の大手私立大学病院（本院）を新しく担当させてもらった際、このことですごく悩み辛い思いをした経験がある。

というのは、その大学病院（本院）での自社医薬品全体の月額売上金額が、あまた存在する全国の大学病院（本院のみ対象）の中で上から「七五番目」（ビリから数えたほうが早かった）だったので、病院内ではほとんど知られておらず、前任担当者との引き継ぎ活動も皆無に等しかった。

本当に弱り果てた。これは説明会開催のお願いをする以前の難問題である。

そんな最中、当時の上司（課長職）が私に対し、

「いいか君、単に薬を売りに行っても使ってもらえないんだよ。昔から、うちは弱いままで、ずーと今日まで来ているんだ。引き継ぎに応じてくださる先生すら、ほとんどおられないのが実情だよ。そこで、これから、専任担当を君に任せるけど、今から俺のいうことをよく守って実践してくれ。そしたら、もしかしたら芽が出るかも知れんぞ。それはな、薬を売る前にお前の顔とキャラクターを売れ。そしたら、薬の売上げが自然と増えてくるに違いない。分ったか、頑張れよ」

私はその大学病院（本院）のみを、五年間担当させてもらった。当時、会社での役職は係長であった。

結論からいうと、担当して三年目に、全国の数ある大学病院本院の中での月額自社医薬品売上ランキングが、何と上から「五番目」の大学病院本院になった。「七〇」の大学病院本院をごぼう抜きしたわけである。これには、会社の上司はもとより自分でも驚いた。

では、どういう説明会活動を行ってきたか？　ということだが、悩みに悩んだ挙句にやっと見つけたのが、会社の上司に厳命された、いわゆる「薬を売る前に顔を売れ」という、今まで聞いたこともないような命令を、本気になって根気よく継続し実践したのである。

これを一言でいうと、「説明会の場」を広げ、それには何も、医局や病棟のみが説明会の場ではないことに着目したのである。

よって、その大学病院（本院）の医師たちを対象に一日「五回」の説明会の実施を行い、その説明会が次第に珍しいことではなくなっていった。

一回目は早朝の「研究室」。二回目は昼休みの時間に、お弁当をつけて「病棟」。三回目は夕方「医局」にて。四回目は外の場所で。たとえば、数名の医師たちと寿司屋の二階の部屋などで開催。五回目は当直の先生相手に夜遅くの「医局内」にて実施。

説明会に参加する人数はそれぞれ少ない時もあったが、処方してくださる先生方に対し、いかにアピールできるか、が課題であったので、こうした活動を休むことなく継続してきた。

すると、担当して三年日に驚愕の月額売上数字が記録されたのである。

●全国の大学病院本院存在数：国立大学病院＝「四二」、公立大学病院＝「八」、私立大学病院＝「二九」。合計：大学病院本院は「七九」病院。／分院数＝「五八」（含む、公立大学、歯医学）。
●医・歯医系大学病院本院＋分院合計存在数＝「一三七」病院

【平成21年06月1日現在】

●キーポイント

いかに泥臭くスマートに立ち回れるかが「プロ」になる鍵である。

3）訪問規制を掻《か》い潜《くぐ》ろう

ＭＲ諸君の担当病院で、今や訪問規制が敷かれていない病院は、ほとんどないのではないかと思う。

たとえ病院全体にはないにしても、特定の医局にはあるように思う。そして、「訪問規制」のことが公の記事になるケースは極めて稀かと思う。

しかし、ＭＲ諸君もすでにご存知かと思うが、数年前、医薬品・医療に関する専門出版・新聞社である「株式会社じほう社」発信のＭＲメールニュースに、都内のある大手大学医学部付属病院（本院）での「ＭＲ訪問規制」が記事として掲載されたことがあった。すでに公表されているその記事内容だが、参考資料としてこの項の末尾に添付した。実際は全国の病院にて、添付の参考資料よりも、もっと厳しく「訪問規制」が強化されているのが現実である。

この記事の内容は、一読のとおりである。問題は、こういう状況をいかに打破して自らのビジネスに繋げるか？　である。

といっても訪問規制という大きな壁が目の前に横たわっていたんじゃあ、どうしようもないと思いがちである。

第一、病院への訪問活動に規制がかかっているんだから、身動きが取れない。さて、ＭＲ諸君は、どうするか？

答えはある。実は私は、こういう体験をしてきた。病棟で使用されることの多いある薬剤が、ほとんど回転せず、悩んでいた社内のある拠点の中堅ＭＲと同行訪問する機会があった。

その病院は大手の公立の病院で、担当ＭＲと一緒に薬剤部を訪問した際、先生から「うちは公立だから、同じような薬剤はなくしていく方針だ。お宅の〇〇は、競合他社の薬剤と含有成分に大きな差異がなく、どちらか一つがあればいい。お宅のその薬剤の院内シェアは一〇％にも満たないから、〇〇の口座消滅は時間の問題だから、覚悟しておいてほしい」と言われて困窮した。

そこで私は、薬剤部の先生に次のように懇願した。「〇〇の口座カット案件はあと半年待ってほしい。必ず、形勢逆転させるようＭＲの行動を改善させますので」と。

そのＭＲは、私のアドバイス事項を一回たりとも怠ることなく、半年間愚直に継続、実践してくれた。すると、半年後に見事に形勢が逆転し、その医薬品「〇〇」の月間回転本数がトータル・ポテンシャルのほとんどを席巻し、何とこれまでの月間実績が伸長率＝六、〇〇〇％、倍率六〇倍に伸びたのである。

これには正直いって驚いた。もちろん、薬剤部で持ちあがっていた本薬剤〇〇の口座消滅事案もどこかに吹っ飛んでしまっていた。

なぜ、こういう霹靂が生じたのか？

それは、実は病院の「訪問規制」を見事に掻い潜った活動を継続させ、実践させたことにある。

私は、担当MRとじっくり相談し、その病院の概要を聴き取ったところ、この病院は患者も訪問製薬メーカー数も、この地域ではダントツに多く、訪問規制も製薬メーカー毎に、しかも、訪問許可曜日と訪問が許される時間帯まで厳しく規制されていることが分った。

当社MRが許可されている訪問日は、毎週金曜日の午後四時から六時までの二時間だけであった。そこで私は、「ちょっと待てよ、〇〇という薬剤は、午後四時から処方される薬剤じゃないんだよな。大きなオペの後、必ず投与される液体薬剤なのだ。今、うちに訪問が許されているのが金曜日の午後四時からとなると、その薬剤は、救急の患者とか、交通事故で運び込まれた患者の大きなオペの後くらいにしか、役立たないんじゃないか」と気がついた。もちろん、入院患者の様態急変時にも役立つこともあるが。

そこで、私は次の二点の指示を担当MRに出した。
(一)何といっても大きなオペをされる外科（含む脳外科）のオペ日の朝が、処方をお願いする絶好のチャンスだから、週二回（火曜日と木曜日）のオペ日の朝七時頃、病院駐車場にて、出勤されてきた外科の先生方に、本日のオペ後のご処方をお願いすること。この病院は、ＭＲは午前中は院内に立ち入り禁止故、早朝は週二回の外科オペ日に、院外の病院敷地内での活動に徹する。ここが、勝負どころであると。

(二)オペ日の前日も一つの「鍵」になるから、前日の夕方から夜にかけて、先生方への学術情報資料をお届けする事案を自分の活動の中でこしらえること。この病院の外科のオペ日が火曜日と木曜日なので、月曜日と水曜日の夕方から夜にかけて、その行動を継続し実践すること。

自分でこしらえる学術的案件は、訪問が許されている金曜日の午後四時からの面談時のみでなく月曜日、または木曜日の夕方から夜にかけてお届けすることを、医師たちとお約束すること。そうすれば、医師からの要望、要請の学術案件で訪問、面談という大義名分が立つわけである。その場合、背広の会社のバッチは外してＭＲ鞄を持たず、大きな紙袋持参にて医局訪問をすること、と指示した。

するとと、廊下を歩いていたら看護師からクリーニング屋さんに間違えられたこともしばしばあったそうだが、そういう行動をしばらく継続し、実践している最中、ある週末、薬剤部長先生から翌週初めに薬剤部長室へくるようにとのお達しがあった。

幸い、週末のことだったので担当ＭＲから私の携帯電話に、来週初めに一体どのように対応すべきかの問い合わせと、成り行きの報告があった。どうも、訪問してはいけない日に、しかも外科のオペ日の前夜必ず訪問している実態を、どこか他のメーカーのＭＲが薬剤部長にチクったようである。私はその時、その担当ＭＲに対し次のようにお答えするよう指示を出した。

「〇〇科の何々先生から要請がありまして、学術文献、情報資料をお届けに参上しました」と言えと。（この答えは、紛れもない事実だから問題はない）すると薬剤部長もそれなら仕方がないと黙認してくださったのである。

医師からの要請なのだから、薬剤部長もそのようにいう以外、他に道はなかったのであろう。このような活動を継続している中で、さすがに医師たちの中で、その担当ＭＲのことが静かな評判となってきた。医師たちの記憶の中に残るＭＲの一人として、大きな信頼感が芽生えてきたのだ。これは、とても嬉しい結果であった。

あるオペ日の朝の午前七時過ぎ頃、外科医局の先生から担当ＭＲの携帯に入電があった。「あのさ、頼みたい学術文献があるんだけど、悪いけどチョット医局まですぐきてくれないか？だって今、君はうちの病院の駐車場にいるんだろ。三〜四分でこられるだろう？　頼むよ、早くきてくれないかい」と。

その担当ＭＲは、本当に地道によくやってくれた。今まで、決められた曜日の時間帯にのみ訪問していた活動を、私の指示どおり一八〇度転換させたのである。
彼の実践力には頭が下がる思いである。医師たちに対して、患者の診療に役立つ学術文献、情報資料をお届けするのも、MRの重要な仕事の一つであるから、自信を持った継続、実践が重要であることを再認識させられたのであった。

●キーポイント

訪問規制こそ、ビジネスの絶好のチャンスです。

コラム

●医局／病棟説明会を軸としたMR営業活動展開の「鍵」●

（1）公認薬のチャンス（2）処方体系の確立（3）同一条件下での展開（4）初めに、「顔」ありき（5）治療指針の確認可能（6）使役の発想が持てる（7）直接、処方依頼の絶好の機会（8）トップ→ダウンの絶好の機会（9）一本釣り→投網（営業転換）（10）根回し→免疫（次に繋げる機会）

※最大目的は、「処方動機」と「処方約束」の獲得にあり。

日本大学医学部附属病院（本院）・MR訪問に完全アポイント制を徹底●

「日本医学部付属病院は、MRの医局訪問にアポイント制を導入し、同病院の医師とMR双方に徹底するよう呼びかけている。同病院のアポイント制は、MRが医局の医師に会うときに、事前にアポイントを取ることを義務つけ、アポイントがないMRが施設内で待機するのを禁止するというもの。以前は、医局のある建物のホールに午前中から複数のMRが待機し、医師が廊下から病棟に移るときに声をあげて挨拶するのが半ば慣例化していた。また、時間を問わず病棟内にもMRが待機している姿があった。こうしたMRの行動に対して医局内部から「意味がない」、「非効率」、「マナーに欠ける」などとする声が上がり、数年前に日本大学医学部長と日本大学医学部付属病院長の連名で、「事前にアポイントを取っていないMRの待機を禁止する」旨の張り紙をホールの壁に掲示した。ただ、同病院の医師は二〇〇人を超えるほか、訪問するMR所属製薬企業数も一〇〇社以上ある。時間の経過とともに、張り紙が形骸化する兆しが出てきた。そこで今年六月、同病院に勤務する医師に、アポイント制の趣旨をあらためて説明、徹底を呼びかけた。同時に、この病院を訪問しているMRに対しても、アポイント制の順守を求めた。現場のMRには「診療に飛び回っている若手の医師と接触するのが難しくなった」と批判的な声がある一方で、「時間にゆとりができた」と評価する声も出ている。」

【二〇〇六年十二月九日　株式会社じほう社・MRメールニュースに掲載（原文のまま）】

４）学術文献／学術資料の効果的な提供の仕方

ＭＲ諸君、医師たちにお勧めしたい自社医薬品または、同種、異種医薬品に関する学術文献や学術情報資料をお渡ししながらディテールの機会は多いと思う。

その場合、医師たちはその文献資料の中身をＭＲの眼の前ですみずみまで、丹念に目を通されることは滅多にない。何しろ、医師たちは分刻みで動くほど多忙の身だから。たいがいは後で見ておくよ……とおっしゃるのが普通かと思う。

自社医薬品の医局会などでの商品説明会の場合も同様である。

その時は、前記資料や商品パンフレットなども同封して配るが、その際も、一気に全部お読みになられる時間もなくて、ササーっと、読されることが多いと思う。

さて、問題はその後である。時間ができた時などに隅から隅まで目を通していただけるものと、こちらが勝手に決めつけてお渡しするのだが、はたして、そのようにお目通しくださったか否か、確認のしようがないのである。お会いして、確認しない限り……。

ある大手民間病院の外科医局にて、オペ後にご繁用いただける医薬品の説明会を開催させてもらった時のことであった。

私には、とても貴重な体験であって、それ以後、ずーとその体験から得た教訓を厳守してきている。このことは、他の病院の医師たちからも、大変褒めていただいた。その体験と教訓をお話しよう。それは説明会終了後、実権限を有する外科部長の部屋に呼ばれて、懇切丁寧にご指導いただき、それ以降、私の活動内容がガラリと変わったのである。その時の外科部長と私のやり取りは次のとおりである。

医師：いいかい、さっきの説明会の時に幾つかの学術文献資料をもらったが、提供の仕方がなってないよ。下手だねー。だから、ここへ呼んだんだけどさ。

筆者：ありがとうございます。ご指導の程よろしくお願いします。

医師：あのね、我々医者はとても忙しいんだ。MRから渡された自社製品に関する資料や関連学術文献などを、隅から隅まで読んでいる暇はないんだよ。また、そうしなきゃいけない義務も責任もないんだ。たいがいは、表紙のタイトルと共著の場合などは、どこの大学の誰が中心になって書かれた学術論文なのか？　だけを見て、屑箱にポイのケースがほとんどだよ。こちら側が、すごく興味と関心を持っている分野以外の資料などは特にそうだよ。

筆者：そうですよね。先生方にはお時間がなかなかありませんしね。何かいい手立てがありましたら是非、お教えいただきたいのですが。

医師：説明会の時に用意してくる学術文献資料だけどね、一遍に多過ぎては厭になってしまうこともあるので、程々の部数にしたほうが賢明だよ。問題はその次だよ。いいかい、我々外科の医者に是非とも、一番読んでもらいたいページは、初めから見開きにしておいて、かつポストイット紙などを貼っておくとか、その文言の付近を蛍光ペンでマーキングしておくとかの、予めの創意工夫が大切だね。そうしたら、この辺りをお読みください、というシグナルだと思って間違いなく、一読したくなるものなんだよ。そのまま渡されたって、我々にはすぐに、どのページの、どの辺りが重要個所なのか見当がつかないじゃないか。そうだろ？　渡す方だけが、それを初めから分っている一方通行ってやつだよ。せっかくのありがたい学術文献、資料を有効に生かし、かつ処方獲得に繋げるためには、それを読んで理解してもらう立場の人間の身になった活動をしないとダメってことさ。それから、蛍光ペンの使い方で一つ注意しておくけど、MRからもらう自社医薬品に関する文献の中に、時々、赤色を使っている大馬鹿者がいる。

筆者：エッ、赤色はダメなんですか？

医師：ハッキリいうと赤色のペンでマーキングされるのはいただけないね。

筆者：それはどうしてなのですか？

医師：いいかい、赤色は自分より目上の組織の上司からの指示、命令事項の文言などを伝える時に使う色だよ。いわゆる「指示色」ってやつだ。指示色を、MRが処方をお願いしたい医者に使ってどうするんだよ。まあ、医薬品名表示の観点からいえば、劇薬は赤字で書くことと法律で決まっている。赤色でマーキングされた資料などを渡されると一瞬、ギョッすることがあるんだよ。分る？　だから、ここを是非読んでほしいって個所には、青系の色や、どうしても暖色系の色で表示したい場合には、オレンジ色とか黄色などでマーキングするのが無難じゃないかな。ちなみに、毒薬の名称は黒色を使い、しかも黒色の縁取りをつけて区別するように法律で決まっているんだよ。

筆者：いやー、大変勉強になりました。ありがとうございます。

それ以降、私は徹底してこの内容を固守、実践してきた。多くの医師から「学術文献一つでも提供の仕方をみても、行動内容がいい方向に変わってきたね」と、褒められることが多くなった。やはり行動が変われば評価も付随してついてくるものなのである。

●キーポイント

答えは、処方権を有する医師のみが持っている。

５）医師との会話とスピーチへの創意工夫

ＭＲ諸の中には医師から直接、「人前での話法のイロハ」のご指南を受けたことがある人もいるかと思う。

私も貴重な体験をした。その体験とご指南は以降、宝物のようにずーと頑なに守り続けている。この話は、私がある医療関連企業時代の経験談である。

ある年、会社から全国的リーダーを任されて、その分野の医療用医薬品、医療機器類に関する学術研究会を開催した時のことである。

その研究会は、自社医薬品と医療機器類をからめた、患者のために貢献できる内容の研究会であった。

研究会終了時の謝辞の挨拶を、壇上に上がって私がすることとなった。ものすごい緊張感の中で、全国からご参集いただいた大勢の医師たちを前にし、マイクを持って謝辞を述べた。

その後、そのホテルの広い会場で夕食レセプションが開かれた。会場の中で、その日の研究会の会長のある医師から「石川さん、チコット」と、会場の隅に連れていかれた。そして、極めて穏やかな口調で私の謝辞の喋り方の下手さをご指摘、ご指導くださったのである。先生は片手に、ワイングラスを持ちながら、比較的リラックスしたムードの中で、ご指南してくださった。

医師：いいですか、石川さん。先程のような喋り方をされると、医師連中はモチベーションが高揚しずらいよ。

筆者：はい、先生。どの辺りに失礼な発言がありましたでしょうか？　正直申して自分では良く分かりません。是非とも厳しくご指南をお願いします。

医師：うん。話していた内容自体に間違いもブレもなかった。あれはあれで、大変良かった。ただ一つひとつの話のケジ目の口調があまりよろしくないんだよ。たとえば、石川さんの口調を借りると「弊社は本件に関して、～云々～のようにしたい考えておりまして、今後、このようにして参りたい思っております」という口調がやたらと多かったよね。

筆者：そこは何だかボクの口癖みたいなんです。

医師：言葉尻を捉えて文句いっているみたいだけど、そう取らないでね。実はね、石川さんのケジ目の口調は、考えたり思っていることを、何々したいという希望的観測の言葉で締め括っているだけなんだよ。これじゃあ、聞く方に意欲が湧かない。たとえ一〇〇%

達成できなくてもいいから会社として、一生懸命前向きに努力してさえくれればそれでいいんだよ。どこの会社だって一〇〇%完全にやり切れるって保証はないよ。だからあの場面のケジ目の口調は、弊社としてはこのように認識いたしておりますので、このように～云々～努力して参ります、とか、このように進めて行きます、と「断言口調」で話してくれると、聞いてる医者連中は、そうか、じゃあこちらも一肌脱いで頑張って協力してやろうじゃあないか、って気になるんだよ。分かる？

このことがあって以降、私の口調は特別の案件を除いて、常に「断言口調」で医師と会話してきた。医師たちも、それぞれの事案に関し本当に真剣に取り組んでくださるようになった。やはり、人をその気にさせる口調って、普段使っている言葉の中にあるものなのですね。会長の医師からの直接のご指南、本当に感謝・感激の極みであった。

●キーポイント

意気込みの言葉だけでは、医師たちの意欲高揚に直結しない。

6）難攻不落の病院を攻略する

ＭＲ諸君、自分の担当病院において、是非、採用していただきたい自社医薬品が、なかなか口座開設に至らない局面を経験されたことはないだろうか？

このようなシチュエーションを「難攻不落病院攻略案件」という。

こういうケースは日常茶飯事の現象であって、なぜなら、我が国には厚労省が認知した医療用医薬品の種類が数え切れないほど存在し、たいがいの医薬品は同種または異種同効品として複数存在するからである。

現在は、ジェネリック医療用医薬品の認知度も急激に高まっており、あったらいいのに未だ世の中に存在しない医療用医薬品の種類のほうがむしろ数が少ない時代である。

そうかといって、いつまでも指を銜《くわ》えて競合他社の医薬品の繁用、回転振りを見てばかりいるわけにはいかないし、そうした場合、ＭＲ諸君ならどういう着眼点で局面を打開していくか？　これは、ＭＲ活動の中でも結構難しい案件の一つと言える。

これから述べる内容は、最近の事例として地方都市にある大手民間病院での大成功事例である。このことを私は、それ以来ずっと自ら継続、実践し、かつ、永年勤務してきた会社のMRたちの耳にタコができるくらい、口を酸っぱくして訴求し続けてきた内容でもある。

その病院の担当MRは営業職として入社し、MR経験年数の浅い二十歳代半ば過ぎの青年であった。

彼からのオファーは、薬剤部長から院内PR許可はいただいただが、その話を聞いてくださる臨床医師の先生に当たりをつけられなくて悩んでいる、という内容であった。

そこで、彼とじっくり面談し、幾つかの指示を出した。

その内の一つが、院内の何科の何という名前の医師に、薬事審議会に上程していただければ、口座開設が早道なのかを、薬剤部長先生に教えてもらってこい、というものであった。

彼は早速動いた。そして、その先生が副院長先生（内科）であることを教えていただいた。

よ～し、これでイケルと思ったが、これがはなはだ甘過ぎた。

彼はこの病院の担当を任されて日が浅かったこともあってか、その副院長先生とさほどの信頼関係にないと、携帯電話報告があった。

弱った。だが思い切ってアポイントをいただいて交渉しなさい、と再度指示し、次の方策展開を模索していた矢先、彼から再び携帯電話に報告があった。

アポイントをお願いしても取り合ってくださらない。先生の外来日に、受付の女性に名刺を出して、面談のお願いをしてもあっさり断られる。どうしても、面談ができないと、泣きべそをかきながらの報告であった。

そうか、それじゃあ俺がいつもいってるあの手でアプローチしようじゃないか。これは、最後のアプローチ手段になるかもねと、彼にいって勇気づけた。

その、最後の手とは何か？　MR諸君なら、この場合どうするか？　どういう打開策を講じるか？　私がいつも社内のMRたちに訴求し続けてきたものの中の一つに、今日において医師たちにお届けが許されているものは、たったの三つしかないという説である。

一つ目は「誠意」、二つ目は「熱情」、そして三つ目が、これから彼にやってもらうことになる「タイムリーな医療情報提供活動の継続」である。そのことをこの若いMRに問いただした。するすると、その若いMRはちゃんと覚えてくれてはいたけど、ここでその武器を使い始める発想には及ばなかったと言いながらも、こう切り返してきた。

「だって、会ってもいただけないのに、どうやって医療情報をお届けするのですか？　実際、無理ですよ」と。

そこで私は彼に言った。「いいかい、お会いできない場合にお届けしたい「医療情報」とセットで「情報ご提供に関するメッセージ・シート」を添えて、先生の部屋のポストに入れるか、あるいは、外来の看護師に先生へのお渡ししてくださいとお願いするかの、いずれかの方法を選択すればいいんだよ」と。さらに「ただし、むき出しでのお届けは絶対にダメだ。必ず会社のＡ４版の封筒にビニールファイルにきちんと納めて、封を閉じ、毎回自分の名刺も一緒に同封するんだよ。メッセージ・シートには余計なことは記載せず、今回の資料、情報のお届けに関するご挨拶メッセージのみに止めるように」と指示をした。

この場合の情報のルーツだが、これは毎月発行される某社独自の非売品医療情報ゆえ今、ここで公開することはできない。

彼は実直に私の指示とおりに、お会いいただけない副院長に対し、約六ヶ月間にわたって地道に医療情報提供活動を継続した。

すると、ある日の午後、彼が院内を歩いていると、後方から「○○さんじゃないのか？」と声をかけられ、ビックリして振り向くと何と、その副院長だった。

そして先生は次のようにおっしゃってくださったと、感喜の携帯電話報告があった。その時、私は心から感激し涙が滲み出た。若手ＭＲからの携帯電話報告の内容は、次のとおりである。

医師：君か？　毎月々々貴重な医療情報を定期的に俺に届けてくれていたのは？　タイムリーなありがたい医療情報が満載なので、とても助かっているよ。ありがとう。ところで、君はこの俺に何か用があったんじゃなかったっけ？

ＭＲ：先生、初めてお目にかからせていただきます。ありがとうございます。実は（云々）。

医師：そうか、そういうことだったのか。しかしな、君のところの薬剤と全面的にチェンジすることはちょっとかな。俺は、既存のその製薬会社さんと長年、学術的な種々のおつき合いがあってな。弱ったな。薬剤部長はどういっているの？

ＭＲ：はい、薬剤部長の先生は副院長さえＯＫしてくだされば、全面入れ替えに何の異存もないとおっしゃってくださっています。

医師：そうか。それじゃあこの際、思い切って全面入れ替えをしてみるか。分った、来月の総合医局会にかけた後、院内薬事審議会に諮って正式に全面入れ替え採用とするよ。

その一ヵ月半後、従来医薬品との全面入れ替えにて院内正式採用となった。

本当に嬉しい成果であった。正式採用が決まって院内繁用が始まった後、私は担当の若手ＭＲに同行して、薬剤部長に御礼を申しあげに伺った。

そして、本当によくやってくれたその若手ＭＲと、地方都市の居酒屋で一献痛飲し喜びを分かち合った。とても、美味しい地酒を飲んだ。それは、本件のアクションを開始してちょうど半年目の嬉しい「まさか」であった。

今、振り返って考えてみると、副院長がお会いしてくださらなかった背景には、多分、窮地を素早く察知したその競合メーカーのMRの口座死守防衛活動が隠されていたのだろうと思う。しかし、先生は大きな組織の副院長という経営陣の方だったので、病院の経営、運営上避けては通れない医療情報の継続提供のありがたさの方を選択されたものと拝察している次第である。

本件でビックリしたことの記載が一つ漏れていた。彼は、副院長先生に毎月定期的に医療情報をお届けする度に、自分の発案でB5版の半分位のサイズのシートに、直筆で日頃の御礼などのご挨拶文言を記載して、毎回同封していたとのことであった。そのことを本人から後から聞いて、そのシートも見せてもらった。実に感激した。若くて経験が浅くても、レールに乗っけてさえやれば、智恵は泉のごとく湧き出てくるものであることを改めて痛感した。

7）警察沙汰の一件

MR諸君の担当病院で、ほぼ同一成分含有の医薬品の口座が、複数開設されていることはあると思う。そして、そこには必ず院内シェアがつきまとっている。

同じような構図が私の部下の若手MR担当の、ある大手民間病院でも生じていた。自社のその医薬品の院内シェアが、最低ランクにまで落ち込んでいるのを知り、私はその若手担当ＭＲを厳しく叱った。

彼の日常の行動パターンを分析したところ、自分の持ち時間の空いている時間を中心（最優先）として行動し、病院の医局の医師たちの動向には全く無関心であったことが分った。

つまり、週に二〜三回のペースで、朝、会社を出て、だいたいお昼前くらいにその病院に着き、夕方まで院内活動をしていることが分った。そこで、「今までの行動パターンを一八〇度転換しないと、院内シェアは絶対に上昇しないぞ、そればかりか、今の状態が続くと早晩の内に、せっかく開設させてもらった口座が消滅することも懸念されるぞ」と担当ＭＲにきつく言い渡した。

若手ＭＲは、ギョッとして「一体、どういうやり方がいいんですか？　他にどんな方法があるんですか？　教えてください。お願いします」と真剣に聞いてきた。

その答えは私にはすでに分っていたけど、その答えは彼を同行して、院内の実権限医師の口からお聞きする様にしようと考えた。

そこで、副院長兼外科部長兼院内薬事審議会委員長の先生にアポイントをいただいて面談させてもらうこととなった。私は、その先生にお会いするのも、この病院を訪問するのももちろん、初めてのことであった。

医師：いいか、あの薬剤はうちの外科の医局から、君の前の担当者の時代に採用申請を起こして採用したものだ。初めのうちは繁用していたけど、担当が君に替わってから今は、内科の副院長から申請されて採用になっている、競合他社の同じような薬剤が主力になってしまっている。だらしないね実に、君の会社は。

筆者：先生、初めての面談にもかかわらず、お粗末なお話内容になってしまい誠に申しわけございません。せっかく、先生に関与していただいて、採用いただいた薬剤が停滞気味と聞いて、お詫びかたがた痛恨の思いで本日お伺いいたした次第です。

医師：〈若手ＭＲに対して〉君は、うちの病院の外科のオペ日を知っているのかい？　知らないだろ？　だって、オペ日の朝、病院の駐車場や玄関付近で君の顔を見たことが今まで一回もないもんな。それじゃあ、ＭＲとして一生懸命やってるって覚えてもらえないし、第一、処方も鈍るよ。我々は、どちらの会社の薬剤を処方したって大差ないんだから。競合他会社のＭＲは、週二回のオペ日の早朝は、必ず決まって駐車場で俺たちの出勤を待ち受けていて、今日のオペ後にご処方よろしくお願いします、と丁寧に挨拶して頼んでいるよ。その差、その差だよ。

筆者：先生、本当に申しわけありませんでした。これから、最低でもオペの当日は頑張らせます。そして、時間の許す限りオペ前夜の外科医局訪問もさせていただきます。どうかよろしくお願いします。

医師：〈若手MRに対して〉しばらく続けてやって、外科医局の皆なに認知され、信頼してもらえるようなMRにならないとダメだよ、君。分ったかね。

お陰様で、その実権限医師のおっしゃるとおりに、継続行動を取らせてもらい、瞬く間にその医薬品の失地挽回に成功した。

さて、タイトルの「警察沙汰の一件」だが、外科の週二回のオペ当日の朝は午前七時過ぎ頃、毎回決まって数社のMRが病院駐車場にやってきている。その若手MRにもっと早く午前七時前に病院の駐車場に行かせ、同じ行動を継続、実践させた。とにかく、他のメーカーのMRより一刻も早く、一番に行け、と。すると、その担当の若手MRは愚直に行動を継続した。メス科は外科だけではないので、他のメス科のオペ日の朝にも、しばしば病院駐車場に足を運んで出勤してくる医師を待機した。そうしたある日の早朝（午前七時過ぎ頃）突然、その病院の事務長と若手MRが顔を合わせたのである。

事務長「○○さんじゃないか。何してるの？　こんなに朝早く、ビックリさせるなよ」

若手MR「はい。おはようございます。驚かせてしまってスミマセン。今日は、○○科のオペ日ですので、オペ後に○○のご処方をお願いしようと思って、こうして先生のご出勤をお待ちしていました。午前中は病院内に入っちゃあいけないもんですから、オペ日の朝は、先生方にここでお目にかかるしかなかったんです」

事務長「なーんだ、そうだったのか、安心したよ。びっくりさせるなよ」

若手ＭＲ「スミマセン、ビックリさせてしまって。ところで事務長さん、今朝はこんな早く一体どうされたのですか？　何か、あったのですか？」

事務長「いや、他でもないけど、実は警察から連絡があってね。うちの患者の誰かが、朝早く七時前頃からしばしば々、うちの病院の駐車場付近をうろついている不審な若い男がいる。もしかしたらあれは、車上荒らしじゃないだろうか？　って警察に通報したらしいんだよ、先日。警察からうちの病院にその連絡があり、院長の指示で、お前が見て確かめてこいと指示されて、今朝来てみて、君とバッタリ会ったというわけさ。うちの病院の駐車場は、病院建物の上層階の入院病室の窓から下をのぞくとまる見えなんでね、入院患者に不審者に思われたんだよ、きっと。でも、心配した様子じゃなくって安心したよ」という次第であった。警察沙汰……と大袈裟な表現のタイトルだが、実際にその沙汰になったわけではない。

●キーポイント

行動改善が全て。変革は未来にあり、改善は今にある。

8）競合医薬品に競り勝つには！

ＭＲ諸君、この課題こそ医薬品ＭＲに課せられた直接的責務の最たるものである。世の中には、同種または異種同効の医療用医薬品がたくさん存在している中の、一軒一軒の病院の中で、自社医薬品の売上げ実績（繁用処方量）を、上位ランクにのしあげようというわけだから、生半可な取り組みでは成就しない。

これからの話は、関東圏内のある大手私立医科大学病院での出来事である。その先生（外科系）は当時講師だったが、その後、他の大手医科大学病院の教授選に立候補されて見事、主任教授になられた方である。

それから七〜八年経過したある日、この病院担当の中堅ＭＲと同行訪問して、この教授の部屋にお邪魔した。その時、教授がこうおっしゃられて驚いた。

教授：ここに来る前の大学病院時代の話なんだけど、ちょうど今から七〜八年以上前の話になるかな〜石川さん、覚えている？

筆者：えっ、先生、一体何のことでしょうか？　分りません。

教授：あの当時、俺は病棟医長をしていたよね。オペ後に必ず投与する抗生剤の種類が山ほどあって、引っ切りなしに国内外の製薬会社のＭＲに毎日々々、うっとうしいくらい追い廻されていたんだよ。うちの抗生剤を是非とも主力で使ってほしいってね。だけどこちらは、滅茶苦茶忙しくてＭＲにイチイチまともにかまってられない毎日だったよ。

筆者：そうですよね。先生方の多忙さは。我々の想像を遥かに超えていますから……。

教授：そこでさ、ある日、若手の病棟の医者全員を一堂に集めて話し合いをする機会があったので、その時思い切って彼らに聞いてみたんだよ。我々にとって、なくてはならない抗生剤の種類はたくさんあるが、使うのはハッキリいってどこの会社の抗生剤を使ったって大差はない。なぜなら、オペ後の感染予防に使うんだから。起炎菌が特定されているわけじゃないからね。それにもかかわらず、毎日々々大勢のＭＲが宣伝に押し寄せてきている。鬱陶しくてかなわんよ。

そこでだ、君たちの意見を尊重して、うちの科の病棟で、オペ後に使う抗生剤のメーカーを思い切って一社に絞り込んじゃおうかと思うんだけど、どうだい？　そのほうが、鬱陶しくなくって済むんじゃないかな、と投げかけたところ、若手病棟医の全員が俺の提案に快く賛成してくれたんだよ。

筆者：そうだったんですか？　へー、それは全く知りませんでした。

教授：それじゃあ、どこの会社の抗生剤に決めようか？　と彼らに投げかけ、公平に皆なの意見を聞いたところ、正直いって意見はまちまちだった。僕はA社がいいとか、俺はB社だとかC社だとか、意見は色々と分かれていた。当然だよね。しかし、終始一貫して一番支持する意見が多かったのが、石川さんという人間だった。だから、石川さんの会社の抗生剤に統一することに異論は出なかった。そこで俺は、どうして石川さんの会社なの？と聞いてみたよ。そしたら彼らは、一様にこう答えたのを今でもハッキリ覚えているよ。

ＭＲは大勢いるけど、一番死んだ気になって、本気でやっているＭＲは石川さんだけだ。他の製薬会社のＭＲも一生懸命にやっているんだろうけど、石川さんほどじゃあないと我々には映る。その本気度と迫力が違う。それに、我々にタイムリーに、学会情報や関連学術資料などのコピーなどを定期的に、医局のメールボックスの中に届けてくれるのは、大勢いるＭＲの中でも石川さんが筆頭だ。あれは、とても助かっています。

まあ、こういうことだったんだよ。だから、石川さんところの抗生剤に落ち着いたんだよ。たくさん出ただろ？

筆者：いやー先生、本当にありがとうございました。たくさん使っていただいたのは分っていましたが、そういう裏話があったとは存じませんでした。

教授：人は見ているんだよな、分らないようでも。石川さんの本気度は、彼ら若手病棟医から見れば、死んだ気でやっているとなったんだろうな、きっと。それと、彼らも喜んでいたけど、その都度、タイムリーな学会情報などの学術文献資料コピーの定期的な継続提供活動は、他の会社のMRには真似できない努力だよね。そこを、彼らはちゃんと評価してくれたんだよ。良かったじゃない、この話は、七〜八年以上前の話だけど、MRの営業活動の基本的な骨格は、今の時代もちっともブレていないからね。

筆者：「先生、ありがとうございます。そういうお話を拝聴できて、本当に嬉しいです。

この教授との面談終了後、駐車場に戻った時に、同席したこの大学病院担当の中堅MR曰く、「石川さん、失礼ですけど、さっきの話は先生と予め打ち合わせておいた話なんですか？」と聞く。「何？　馬鹿いってんじゃないよ。俺は先生とは今日、十、八年振りの再会だったんだよ。事前打ち合わせなんてとんでもない。あれは、先生からの日頃の君への指南のつもりで切り出された話だと思うよ。俺だって、今日初めて裏話を知って、今更ながらビックリした内容だよ。馬鹿いってんじゃないよ」と叱りつけた次第である。（本当に、初耳の話であった。）

私は、大勢の先生方へお届けする学術資料のコピーは、ほとんど毎週土曜日の午前中から夕方にかけて出社して作った。毎回、定期的にお届けしている先生方の配布リストを別途作成し、人数分用意した資料は、次週の一週間の内に必ず簡単なメッセージを添付してお届けし、配布チェックリストで管理していた。

この作業は、とても地道な作業である。しかし、先生方に喜んでもらえる作業であり、むしろ、楽しい作業の一つでもあった。

先生の喜ばれる顔を思い浮かべながら、ひとりで黙々と準備作業を継続してきた。それによって、多くの医師たちから絶大な信頼と評価をいただいてきて、本当に嬉しかった。

こういう素朴な基本活動の重要性は、今も脈々と生き続いている。

●キーポイント
人生には三つの「さか」がある。一つ目は「登り坂」、二つ目は「下り坂」、そして三つ目が「まさか」である。

9）実権限医師の見事な「者（しゃ）モノ」振り

第二章（3）でも記したが、これは民間のある大手研究会付属病院での話である。

この病院は、我が国の中でもある研究分野と、治療レベルの高さにおいて屈指の存在であり、全国の誰もが名前を聞いただけで、すぐ分るほどの最高ランクに認められている病院でもある。

薬剤部長より、ある医薬品の院内PR許可はいただいたが、先生曰く「まずダメだろうな新規採用は」とのこと。薬剤部長から教えていただいた、その外科部長が首を縦に振ってくださらない限り、この薬剤の新規採用ははなはだ困難だということだ。その先生の科が一番の繁用科であるのと同時に、その先生は院内薬事審議会のヘッドの先生だから……という話であった。

当時、私の部下だったこの病院の担当MRは、入社数年目の新人に等しい若い女性MRだった。ある日、彼女に要請されてアポイントもないままに、この医師の外来診察の後に、名刺を出して面談をお願いしに行った。私にとっては、初めての面会であった。しかし、この医師は現在繁用の薬剤（異種同効薬）で十分だから、取り立てて話を聞く必要性もない、とのことで、私の名刺さえも受取ってくれず、結局、立ったままの簡単な挨拶のみでその場から退去させられた。

二回目の面談のお願いとして、担当の若手女性MRを通じて面談アポイントの取得をお願いしたが、それもやんわり固辞された。弱ったな〜と、二人とも本当に考え込んでしまった。

その医療用医薬品は、何がなんでもこの病院に新規に採用願いたい優れた医薬品であった。さあ、どうしよう？　その先生のお墨つきを得られなかったら、新規口座開設は不可能と、薬剤部長先生から断言されているし……。

そこで、彼女に私の自論である日常の行動改革を次のように指示した。彼女は、素直にそれを受け容れ、一生懸命に取り組んでくれた。

そして約三カ月後、その医師が素晴らしい「者（しゃ）モノ」振りを発揮してくれ、後日の院内薬事審議会にて私たちの会社の医療用医薬品が正式に新規採用となり、この医師の医局から採用申請を上提していただけた。

この場合、競合製薬会社の異種同効薬剤との従来併用という型であったが、この成功に社内中が感喜の渦で舞い上がった。宿願が見事に成就したからである。

さて、彼女にどういう行動改革を指示し、かつ継続、実践させたかということだが、この実権限医師の週二回の外来診察日が、この先生にお目にかかれる最良の日であることは間違いないので、週の内のどちらか一日だけで構わないから、私は次の二点の行動をしばらく地道に継続して実践するよう指示した。

（1）先生が、外来診察室に入られる直前に、診察室の前でご挨拶をすること。

（2）外来診察を終わられてすぐ、院内の数ある中の一つのあるエレベーターで、先生が降りられる階の近くに、先生の科の病棟があるはずだから、そのエレベーターで病棟へ向かわれるのが分っているので、そのエレベーターの前で先生にご挨拶をすることを指示したのである。

この行動自体は、そんなに難しいことではない。ごく普通の優しい行動である。ただ、難しいのはこれを継続して実践することにある。

前記の（1）と（2）による、立ったままのアプローチスタンスで、医薬品の詳細なディテールができるわけがないので、余分なことは一切申しあげるな。ただ、単に誠実に先生と笑顔で挨拶させていただくことのみに徹せよと指示したのである。

今までは、病院を訪問して、お会いできた医師たちにのみ挨拶して、かつ、採用していただいている自社医薬品の、ディテール活動のみに終始していた行動を、根底からガラリと変えさせたのである。

それから約、四〜五カ月経過したある日、その医師から初めて彼女にお声がかかった。

医師：君の会社の○○という薬剤のことで確か、この俺に何か話があったんじゃなかったっけ？

女性MR：はい、是非、お聞きいただきたいお話がございます。

医師：分った。それじゃ、今度総合医局の集まりがあるからその時、時間を少し空けてあげるから、その薬剤の説明会をしたらどうだ？　薬剤部長から宣伝許可はもらっているんだろ？

女性MR：はい、宣伝許可は頂戴しております。是非、よろしくお願いいたします。

そして当日の商品説明会の冒頭、その先生が見事な「者（しゃ）モノ」振りを発揮してくださった。その内容を次に詳述しよう。

この時、私は、他の病院の医師とのアポイント案件が重なり、同席できず、私の代理として部下の係長に手伝いと応援かたがた同行訪問をさせた。

医師：いいですか、皆さん。これから○○社のＭＲである○○さんに、○○という薬剤の説明会をやってもらいます。モノ自体は確かな医薬品のようです。今後、この医薬品も新たに導入しようと思っています。今日、こういう機会を持つ気になったのは、ここにいる○○さんという女性ＭＲさんの、あまりにも熱心な活動に胸を打たれたからです。何しろこの○○さんは、毎日のように朝早くから僕の病院出勤時間を待ち受けて病院に来てくれて、ずーっと変わらぬスタンスで誠実に、笑顔でディテールをし続けてくれたのです。モノは悪くないから、何とかしてあげたいのが本心です。じゃあ、説明をやってください。

この先生の者（しゃ）モノ振りは、説明会当日一緒に同席した係長から翌日聞いた話である。

そして、当の本人の女性ＭＲから、先生は毎日のようにと、全員の医師の前で堂々とおっしゃったそうだが、本当なのか？　と私は彼女に確認した。すると彼女曰く、それはありがたくも大袈裟にいってくださったのです。他の先生方に対しての素晴らしいイントロのご紹介でした。そばでお聞きしていて感激で涙が出そうでした。実際に、本件に関わる継続行動を取ったのは、石川さんとの同行訪問の時に指示されたとおり、最低週一回だけです。たまには、週二回行動させてもらったこともありましたが。

他にそれとは別の案件で、週何回か病院を訪問したことはありましたけど、この件に関していえば、あの発言は大変ありがたい先生の過分なるお褒めの言葉でした、と。

●キーポイント
先生の名演技者振りをご披露いただけるようなMRになろう。

10）手土産品一つにしても快く受け取っていただこう

MR諸君も、民間医療施設の先生方に、たまには華美に至らない範囲での手土産（たとえばお菓子）など、お持ちすることがあると思う。とりわけ、自分の故郷に帰省した場合や、どこかの地方に旅行に行った時など、その地方の銘菓など、医局の皆様でどうぞお召し上がりくださいなどといって差しあげれば、ことさら喜んでもらえる。

私も、このような経験をたくさん摘んできている。そして、ある時医師から次のような指摘を受けて以来、反省としてずーと守り通して来ていることがある。

それは、難しいことではなく、チョットしたことなのだが、とても大事な心配の一つなので紹介しよう。

医師という立場、それほど患者やそのご家族の方にはすみずみまで配慮しているという証しなのである。このことは、自分自身はもちろん、会社の若いMR諸君にも口を酸っぱくして言い続けてきた。私がまだ若い頃、つまりMRの駆け出しの頃の自分の担当施設である、ある大手民間病院の

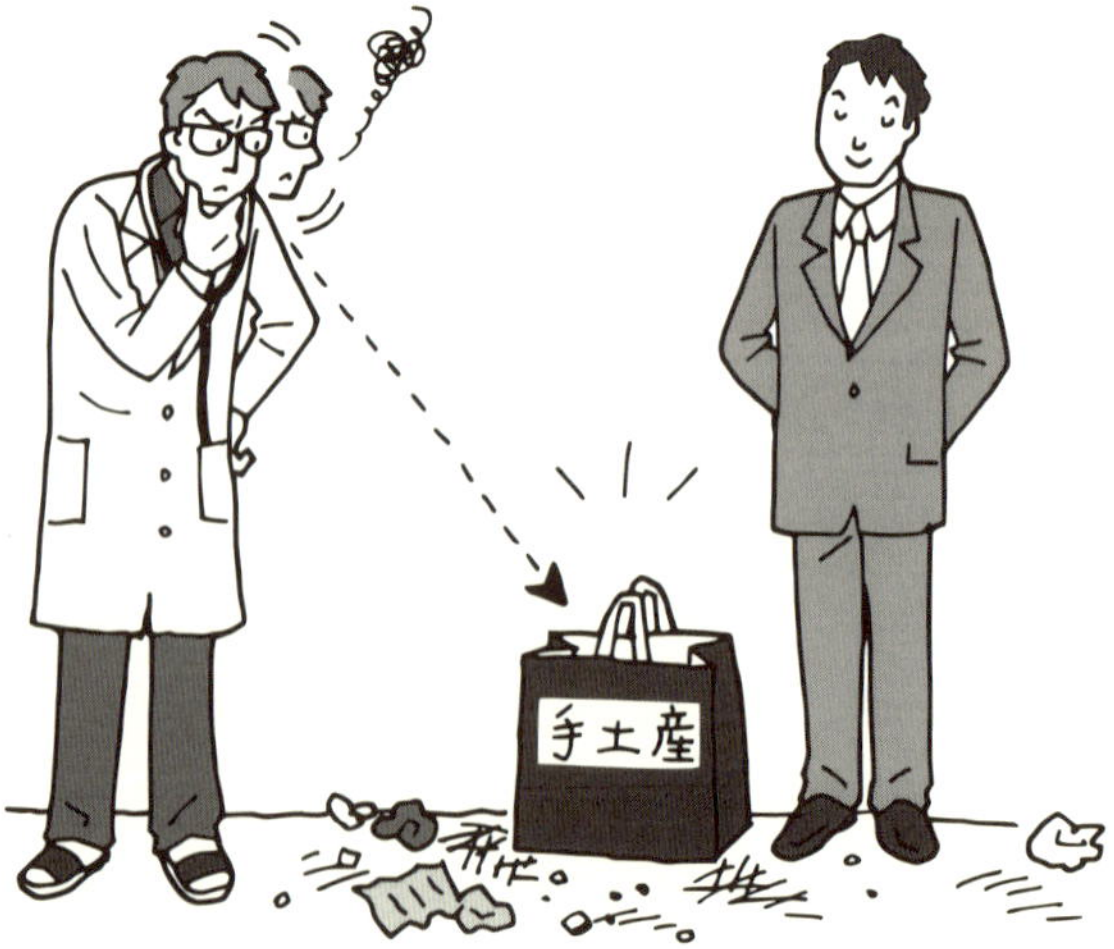

内科のヘッドの部長先生の部屋内での一幕であった。

医師：ふるさとのお土産？　君の故郷は四国だったよね。何だろうか？　食べ物？　気持ちは嬉しいけど、もらうのはあまり嬉しくないな。
筆者：先生、これ、とても美味しいですよ、どうぞ、お召しあがりください。
医師：いやー、気持ちだけでいいよ。
筆者：先生、せっかくなんで、どうかお納めください。
医師：いや、気分が乗らないから、いいよ。
筆者：先生、どうしてですか？　何か、失礼なことでも申しあげたでしょうか？
医師：失礼なことはいっていない。言いたくないけど君は、配慮が足りないよ。
筆者：はっ、どのように配慮が足りなかったのか？　是非、お教えいただけないでしょうか。
医師：じゃあ、君だからあえていうけど。この病院は、建て替え前ということもあって、ご覧のとおり建物自体が相当年数がたっていてチョット古いよね。君が今日、俺の部屋に入室した時から今まで、ずーと置いていたそのお土産の紙袋の置場は、夜はネズミや油虫のとおり道なんだよ。気がつかんのかね。泥の付いた野菜類ならまだしも、そのまま口に入れる食べ物の入った紙袋をそこに置かれちゃあ、見ている人間は口に入れる気にならないよ。いくら包装しているとはいったって。人の気持ちとは、そういうもんだよ。口に入れる物は、お渡しする最後の最後まで、自分の膝の上に置いておくとか、または、そばの椅子の上とか、横の台の上に置いておくとかの細かい配慮が必要だよ。君の仕事鞄なんかは、そのまま床に置くのが普通だけどね。逆にいうと、仕事鞄を他人の部屋の中の椅子や、台の上に置くのはかえって失礼というもんだよ。分った？

筆者：わかりました。大変失礼しました。以後、十分に気をつけます。本当に先生のおっしゃるとおりです。配慮に欠けていました。本当に、申しわけありませんでした。

こう申しあげて、私は持参した故郷の手土産（和菓子）を持ち帰った。結局、受け取ってはもらえなかったのだ。そして、しばらくして、再度アポイントをいただいてお会いした時は、先日とは異なったお土産を持参し、その時は先生からご指導いただいたとおり、最初から最後まで自分の膝の上に置いておいたので、先生はニコニコとされて嬉しそうに受け取ってくれた。「学習効果があったようだね」とは、おっしゃいませんでしたが、そのようなお顔つきで微笑んでくださったことが、いまだに脳裡から離れない。

●キーポイント

大切なことは、何事にも最大細心の心配りが必要です。

第五章　実権限医師攻略の極意・その2

1） 医師の新たな赴任先対応のコツについて

ＭＲ諸君にとって、自分に対してこれまで親しく交流してくれた医師が、突如、他の病院に赴任されるというケースを経験したことは、しばしばあると思う。

そうした場合、ＭＲ諸君はどのような対応をするであろうか？

医師の新たな赴任先病院の規模や設立母体の違いによって、医師への対応の仕方には千差万別あると思うが、終始一貫してブレない「軸」というものがあることをお教えしよう。

長い間、大学病院に勤務されていて、新たにその大学病院の関連出張先病院に赴任されるとか、または前任とまったく関係のない病院に赴任されるとか、シチュエーションは実に様々である。そうした場合、我々ＭＲは新たに赴任される医師の立場に立って、可能な限り、医師のためになるような具体的行動を継続、実践することが大変重要になってくる。しかし、医師がこれまでと異なって、どのような立場で赴任されるのかによっても、医師のために……という内容は自ずと異なってくる。

そこで、いきなり上級職の院長や副院長として赴任される場合など、いわゆる、経営陣の一人として、新たに赴任されるケースに出会った場合の、MRがそれに対応する上での重要点をここに詳述しよう。

一言でいって、大学の医学部付属大学病院の幹部である先生には、次の三つの使命があると言われている。(一)は研究行為、(二)は医学的診療行為すなわち治療行為、(三)は後輩育成のための医学教育行為である。

医学部付属大学病院から、一般の病院に赴任されるということは、前記の三点の中の(一)と(三)が全くゼロになるわけではないにしても、その比率は極端に軽度になる。つまり、医学的診療・治療行為の比重が相当高くなるということだ。

そこに着眼できたら、前もってその医師のためになれる、ひいては病院や患者のためになれるような具体的な実践行動の内容が浮かんでくるはずである。この行動は、何もその病院を担当していなくても継続し、実践が可能なものである。

これから詳述する内容は、地方に存在する著名な国立大学医学部付属病院の准教授(内科学)の医師が、隣県の超大手の公立病院の院長として赴任されることが正式に決定した時の話で、私、自ら継続し実践して大いに喜んでいただけた実例である。

医師：いきなり、象牙の塔から大きな野戦病院の院長への赴任、正直いって心配してるんだよ。俺で、やっていけるかなぁって？　どう思う？

筆者：先生、心配には及びませんよ。先生なら、絶対大丈夫です。

医師：ホント？　何か、アドバイスがあったらズバリいってくれないかな？

筆者：この度のお話を踏まえて、自分なりに幾つか気がかりになった点を申しあげようと参上したのですが、お話してもよろしいですか？

医師：うん。怒らないから何でもズバリ指摘してくれない。

そういって医師は、ノートとペンを素早く用意し、私のアドバイスを記録し始めた。

筆者：実は、私が一番気になっているのは先生が今まで、大学病院という象牙の塔に専従されていて、この度、いきなり第一線の野戦病院の院長先生になられたことで、そこにはギャップがあると思うのです。

医師：ギャップって、何をギャップとして指すの？

筆者：そのギャップとはいわゆる、病院経営をも含めた医療関連情報などの質と量の問題です。正直申しあげて、今まで大学病院の医局内ではこうした情報はさほど重要ではなかったかと思われます。

医師：なるほど。そういう情報のツールがあるんだ？

筆者：あります。それも市販されているものが。日刊の医療関連専門の新聞だってありますし、市販の医療関連の専門雑誌もあって、多分、先生は初めて目にされるのではないでしょうか。

医師：そういう情報は、この病院の事務部なんかが定期購入してるんじゃないかな？

筆者：おそらくそうでしょう。たくさんの種類の医療関連専門雑誌（月間／季刊）があるので、もしかしたらその内の何種類かは定期購読されているかも知れません。しかし、こういったら何ですが、その可能性は低いのではないかと思います。

医師：そうか。それは知らなかったよ。たとえば、どのようなタイトルの雑誌があるの？

筆者：たとえば……（中略）。自分の会社でも何種類かの雑誌を定期購入していますが、私はそれ以外に個人的にも数種類の医療、薬剤関連の専門雑誌を定期購読しています。ですから今後、それらの中から、これは絶対に先生にとって参考になるなと思われる記事を見つけましたら、即コピーして、週一回ぐらいのサイクルで、先生のご自宅に郵送しようと考えています。きっと、参考になるはずです。

医師：そうか、よろしく頼むよ。送付先は、自宅じゃなくても病院宛でもいいけど。

筆者：それはダメです。

医師：えっ、病院宛じゃあ、どうしてダメなの？

筆者：正直申しますと、ボクが定期的にお送りする資料を先生がお読みになった後、もしかしたら事務部門の方に、何らかの指示を出される局面が想定されます。そうした場合、毎週々々先生宛に送られてくるA4版封筒のことを事務の方も必ずお気づきになるはずです。院長先生からの指示は、誰か知らないけど外部の人間からの情報提供内容に則して、先生から我々に指示が出ている……と思われたら先生が損をします。先生のステータスが保てません。そこで、ご自宅宛にお送りしますから、できるだけご自宅でお読みいただき、病院に出勤された後、活かせる情報を大いに活用されればよろしいのではないでしょうか。そうすれば、病院の職員の皆さんも、院長先生自ら情報収集されて我々にご指示を出されている……というシチュエーションが出来上がります。そのほうがスマートでよろしいのではないでしょうか。

医師：なるほどね。細かいところにも気が回っているね、石川さんは。

筆者：今後、向こう一年間、ほぼ毎週一回のペースで先生のご自宅宛に郵送いたします。私の正直な気持ちは、今まで象牙の塔に籠っておられた先生に、こういう案件は、この種類の雑誌または専門日刊新聞に載ってる……ということをご認知さえいただければ、後は、応用の問題なのです。あえて、申しあげるならば、辞書の引き方をお教えするようなものです。スペイン語の単語は、英語の辞書には出ていません。それは、スペイン語の辞書でしか分からないのと同じです。

医師：いやいや、よく分かったよ。ありがたいよ。よろしく頼みますね。

その後もこの医師と私との信頼関係は、従前の倍旧となり、現在に至っている。この超大手公立病院の経営状態もその後、極めて順調のようである。

先生方が新天地へ赴任するケースは、決して珍しい出来事ではない。いたるところで出くわす現象である。

問題は、そういった場面をいかに捉えて適切かつ、より良き倍旧の信頼関係を構築させていくかにかかっている。そのチャンスは、いたるところに転がっている。

●キーポイント

近づく、見つける、誠意を尽くす。

2）医師の嗜好物の「本質」を知れ！

民間医療施設の先生に、華美にならない範囲内のお土産をお持ちする機会は少なくない。こうした慣習は、何も医療業界にだけに存在する慣わしではない。

ある日、部下の中堅MRと同行訪問の際、私には初めての表敬訪問の大手民間病院の院長先生への手土産を、途中のデパートで購入して、それを持って伺おうと、先生の嗜好物をあらかじめリサーチしておくように指示を出していた。それにもかかわらず、部下のMRの対応が不十分だったので、叱りつけたことがあった。

それは、どのようなことかというと、その中堅MR曰く、「先生は、お酒が大好きなようです。ですから、デパートで手土産にお酒を買って参りましょうか」という答えが返ってきた。私は、「お酒？ ……お酒と言ったって君、何の種類の酒なの？」と聞くと、「さあ、お酒としか分りません」という。

「馬鹿だな、君は。酒といっても色々種類があるだろうよ。日本酒から始まって、ビール、ウイスキー、ワイン、シャンパン、リキュール酒、ウオッカ、焼酎などといろいろあるよ。ウイスキー一つとってみても、バーボンもありゃスコッチもある。日本酒一つとってみたって、辛口から甘口まであるし、吟醸酒がお好きなのか本醸造酒がお好きなのか？ ウイスキーなら俺は、オールドパーしか飲まないって先生もおられるよ。いいか、お酒ひとつとってみても多岐にわたっているんだよ。ただ単にお酒がお好きなようです、だなんて、子供の使いのようなリサーチをするんじゃないよ。仮にもし、バーボン・ウイスキーしかお呑みにならない先生に、スコッチ・ウイスキーをお持ちしたら、何て鈍感な人間なんだろうと思われるのがオチだぞ」と、ひどく叱り飛ばしたことがあった。

こうしたことは何も、お酒だけに限ったことではない。どのような嗜好物にも「本質」という類のモノがあって、それを真に知り尽くすことこそが相手の懐に一歩、飛び込むことができる極意の一つである、といって間違いない。

●キーポイント

懐の入り口は狭いが、入れば中は広い。

3）「前代未聞の仕掛け」でMR仲間の意識高揚を図る

MR諸君も、風邪や下痢などで体調を崩す時があると思う。そうした時など、病院の外来ベッドや開業医や診療所、クリニックなどで点滴治療を受けたことがあるだろう。

標題の「前代未聞の仕掛け」とは、ある内科医師に点滴してもらった場所が、夜のカラオケ・スナックの店内であったので、「前代未聞」とその医師がおっしゃられたのである。

もっとも、医師たちが往診先で点滴治療されるケースは頻繁にあり、何も医療施設内のみが点滴をする場所と限られているわけではない。

実は、現役当時、会社の仲間たち十名くらいで、仕事の打ち合わせを兼ねた会食会の後、近くのカラオケ・スナックを借り切って大騒ぎし、かつ、仲間として仕事上の一致団結を図る絶好の機会をつくろうと目論んだことがあった。

仕事の打ち合わせ内容は、この度新しく上市する循環器領域の薬剤の拡販成功に向けて、チーム一丸となり取り組み、是非、成功させようという内容であった。その会を設けた私は、何かサプライズ的な出来事を企画しようとあれこれ考えた。ちょうど運良く（悪く?）、私はその数日前から風邪気味で、少々体調不良であったが、企画の先延ばしはできないから、あえて挙行した。

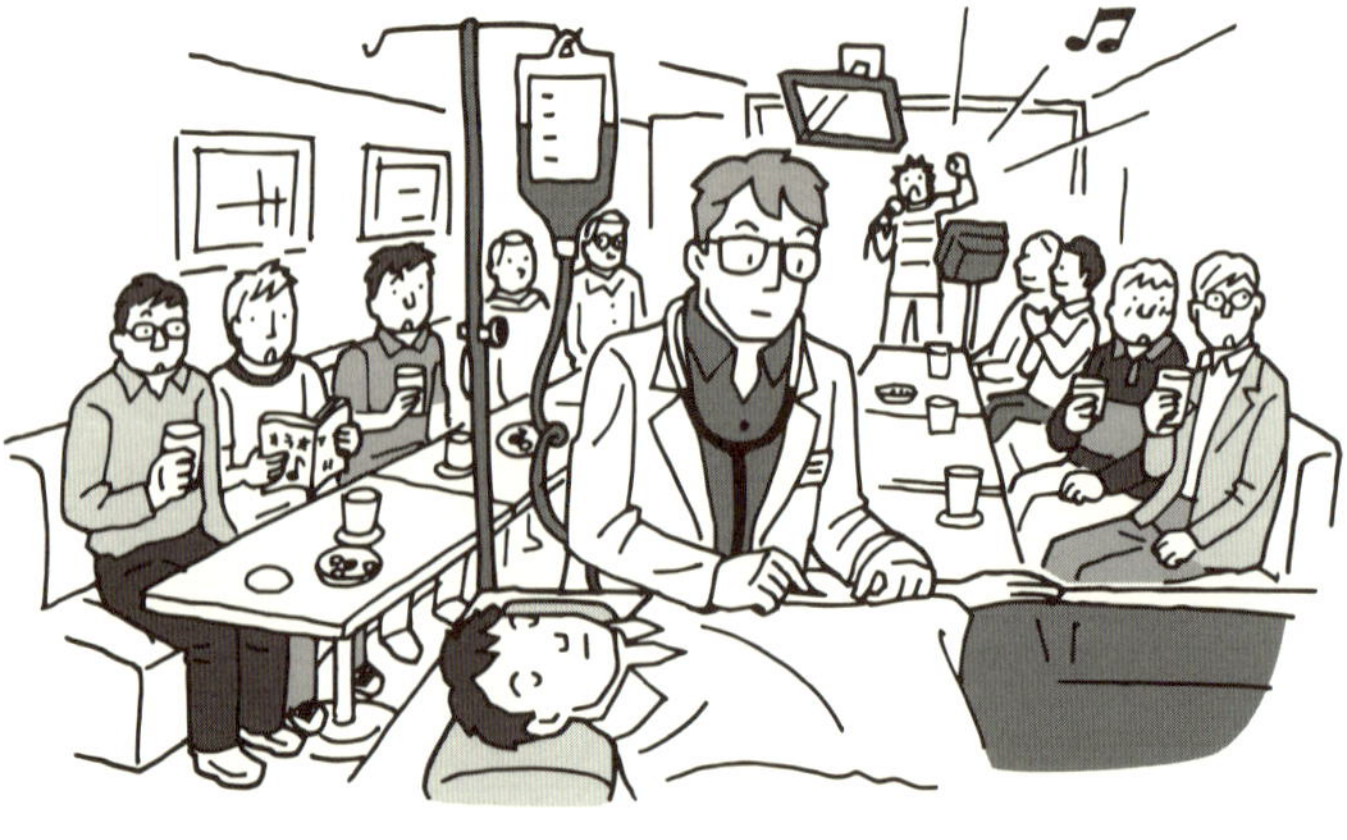

そこで、この体調不良の状況をいかに活かすか？　に腐心したのである。

そうだ、と私が考え出した仕掛けは、私と昵懇で都内にお仕まいの私立医科大学の循環器内科専門の医師に、夜のカラオケ・スナックへ往診にきていただくようお願いをし、そこでビタミン剤やその他の有効薬剤の点滴治療をしていただこうと考えた。その間、循環器ご専門領域の医師の立場から、会社の私のチームの仲間にいろいろとご講義していただくという、極めて厚かましいお願いの仕掛けを企んだ。

診療行為は、患者が行き先で具合が悪くなっての往診治療という手筈で、医師にあらかじめお願いしておいた。私が点滴治療を受けている間中ずーっと、循環器領域専門の医師へのアプローチのイロハや、今度新しく上市する循環器専門薬剤のセイリングポイントなどと、その訴求の仕方などの講義もお願いし、先生も快く引き受けてくださったのである。

私の仲間たちはこのサプライズにビックリ仰天。それと同時に、感謝、感激の坩堝に嵌ってしまった。全員のモチベーションは、否が上にも天まで突き抜けたようであった。

ちょうどその日、私の体調が優れなかったことをキッカケにした、このサプライズ企画の効果で、これほどまでに仲間のモチベーションの高揚を見たのは初めての出来事であった。

それからというもの、後にも先にもカラオケ・スナックで点滴を受けた経験はなく、この先生も院外での点滴行為をカラオケ・スナックで行ったのは、長い医療活動の中でも初めてのことおっしゃっておられた。

私が苦肉の策で企画したサプライズは大成功し、お蔭で私のチームのこの医療用医薬品の売上業績は全国のトップクラスとなった。

その医師が、あそこまで親しく、快く引き受けてくれたくださったお蔭と、今でも感謝・感激している。先生にあらためてこの場を借り御礼と感謝の言葉を申しあげる次第である。

後日、チームの仲間の中でもとりわけ優秀なMRが私に言った。

「あの局面にまで、著名な循環器内科専門の医師をお呼びして、しかも、点滴までしていただけるとは、想像に絶する姿を見せてもらいました。あのように信頼関係が構築されていなければ、いくら薬剤の中身が良くても、医師のご処方と直結し難いということですよね」

彼はかなり良く分っている優秀なMRだと改めて実感したことを、昨日のことのように覚えている。

●キーポイント
「医は仁なり。」まずは、医師との信頼関係を強めよう。

４）連絡ごとは、医師の立場を考慮すべし

ＭＲ諸君、自社の医療用医薬品に関わる「学術研究会」や、「新薬発売記念講演会」などを、医師や薬剤師の先生方を対象に、年間、定期的に開催されることがあると思う。たいがいは予定通りの日程と場所で、当初の予定時間から開始され、時間内に終了する手筈で臨んでいるだろう。

ところが、その企画が突如として中止になるという事態を、体験されたことはないだろうか？　そうしたケースが起きた時、抜かりなく、かつ、先生方に決して失礼にならないような、連絡の取り方が重要な問題になってくる。それには一体どのようなやり方があるのか？　その連絡手法の大事な部分を話していこう。

これは、結構難しい課題と言わざるを得ない。これが、社内の人間の間なら、即、上位下達の連絡ができ、素早く情報が行き渡るが、外部の、しかも、医師や薬剤師の先生方への連絡だけに、あくまでも丁寧かつ慎重に、そして決して手抜かりや漏れという失礼があってはならないのである。

実は、ある年の秋、朝のことであった。

こういう局面が現実として発生したので、どのように対応をすればよろしいのか？　と、以前勤務していた会社の支店長から、私にアドバイスを求める電話があった。

その電話は、新薬発売記念講演会、開催当日の午前一一時頃のことでこの日はあいにく、朝から悪天候の気配が漂っており、強い雨風で外は真っ暗。勢力の強い大型台風が接近していたのである。当日、朝の天気予報でも、午後から夕方にかけて、関東地方に上陸する恐れが十分あると報じられていた。

そこで私は、支店長に「一体、どういうことなの？　どうして中止になるの？」と問い質したところ、その支店長曰く、「今朝早くから、司会役の都内の大学病院の教授職である先生と電話で話して、中止、延期と決めました。理由は、夕方に関東地方に上陸する予定という台風です。この分じゃ、医師たちも会場には来られないし、帰宅もままなりません。ＪＲ山手線はじめ、そろそろＪＲ各線の運転見合わせ情報も出そうだと、インターネット上に警告も出されています。よって、大学病院の講師役の先生にも、先程お電話して、ご了解をいただきました。

さて、問題はこれからです。是非、アドバイスをいただきたいのですが、今回の企画への出席希望者集めは、申し込み方式にて併用発売の製薬会社との共同開催だから、併売の会社側でお誘いした先生方と、我が社側でお誘いした先生方を合わせて二〇〇名位になります。その医師たちに失礼にならないように、いかに対応すべきか？　という相談なんです」と。
そこで私は何点かの質問をぶつけた。
「他社とは相談したの？」
支店長「もちろんです。その上での相談なんです。」
私「それで、競合他社側はどういう対応をされるといってた？」
支店長「参加予定の先生方お一人お一人の勤め先にFAXで、中止・延期（日程未定）の連絡をすると言われていましたので、うちもこれからFAX対応をさせてもらおうかと考えています。もちろん、病院にお伺いしてお目にかかれれば直接お話しますし、電話を差しあげても差し支えのない関係の医師の方には現在、支店から順次お電話を差しあげているところです」
私「そうか。でも、それじゃあ先生方全員にはちゃんと正確にお伝えできないだろうな。電話じゃ、なかなか捉まらないケースのほうが多いんじゃないか？」
支店長「そうなんですよ。なかなか捉まらなくて……。FAX連絡を中心に徹底しようと思っていますが、よろしいですかね？」
そこで私は即座に、「FAXだけではダメだ」と厳しく答えました。すると支店長は「なぜですか？」と尋ねてきた。
私「いいかい、FAXっていうのは、その場所に当の本人がいた場合は手っ取り早い連絡方法でありがたいが、もし、その場に当の本人がいなかったり、また、後刻現れなかった場合は、そのＦＡＸシートが確実に当の本人の目に止まるという保証はどこにもない。誰かが、届けてくださるという保証も何もない。連絡を差しあげたよ、という、こちらの勝手と満足感を満たすのみの一方通行的手段でしかない。だから、ＦＡＸを差しあげるのはいいけど、それだけじゃあダメだ」

支店長「良く分かりました。それでは、ＦＡＸ連絡以外にどのような手段がありますか？」

私「それはね、先生方にＦＡＸを差しあげた時刻が刻印された記録シートを持参して、講演会が予定されている会場のホテルの入口に何人かで立って、たまたまお見えになった先生に対して丁寧にお詫びをすることだ。中止・延期になったことをご存知なく必ず、何人かの先生方がお見えになられるはずだ。

たとえば、当日の朝から他の施設や役所などに出張業務に出られていて、病院に一旦戻られないでそのまま会場に来られたという先生とか、午前中お休みを取っておられて、病院に寄らず、そのまま真っ直ぐ会場にお越しになられた先生とか……だよ。そういう先生方がもし、会場にお見えになられたらどうするんだよ？　会社の連絡不行き届きという厳しいレッテルを貼られてしまい、これまでの信頼関係は一遍にオジャンだよ。先生にお電話もさせてもらったし、ＦＡＸ連絡もさせてもらったと、いくら言いわけをいっても、それは、顧客である医師たちの、お立場に立った上での的確なコミュニケーションの取り方ではないと、どやされるのがオチだよ。

だって、先生は朝からその病院におられなかった場合などは、先生からみたら電話もＦＡＸも無駄な手段でしかないじゃないか。だから、その場にＦＡＸさせていただいた記録シートを必ず持参して、中止をご存知なくお見えになった医師たちに、その証明としてお見せすれば一〇〇％ご納得いただけるはずだ。こちら側の論理でことを対処、対応しようとしては絶対にいけない。あくまでも、医師たちの行動の原点を基本にしなければならない。言い忘れたが、講演会が始まる三〇分前にその会場前に必ず、支店長自らも行って部下と一緒に傘をさして立ってお待ちするように。もし、医師がお見えになられたらきっと感激されるよ。同時に、お見えにならないという保証もないけどね」と、アドバイスした。

結果、翌日の朝、その支店長から感謝の電話がかかってきた。

やはり、私の推測どおり当日の夕方、合わせて「一三名」の医師、薬剤師の先生方が中止、延期を全くご存知なく、講演会開始の時間少し前に講演会場のホテルの玄関にお見えになったとのことであった。暴風雨をかいくぐって……。

外の天候はひどく大荒れで、気象庁の予報どおりその日の夕方、強い勢力を保ったままの台風が、関東地方を荒らし捲くったのである。

支店長曰く、「中止、延期を全くご存知なくお見えになられた一三名の先生方全員から、丁寧な対応だと褒められました。ＦＡＸ連絡させていただいたという記録シートも言われたとおり持参してお見せしました。もし、石川さんに相談をせずに、行動を取っていたら今頃、その一三名の先生方を完全に敵に回していたことになりかねませんでした。本当に助かりました。ありがとうございました」と感謝された。

これは、決して自慢話を記しているのではない。あくまでも、すべからくお得意さんの立場に立った上での種々の対処、対応を基本に据えて、シッカリした行動を取ることが肝要であるということを言いたいだけである。

●キーポイント

業績は、工夫と努力の通信簿。

5）医師と有効な面談をする極意

医師との面談のあり方にはアポイントを入れての場合と、いきなり訪問する場合の二通りがある。どちらも大切な面談で、アポイントを取るのが常套手段であるが、中にはいちいち、アポイントを取って大袈裟にと、おっしゃる医師もいらっしゃるのも事実。

この面談をする場合、私が今もずーっと心がけているやり方がある。

ある時、私のこの私流のスタンスを昵懇の都内の内科医師に、正直にぶつけてみたことがある。するとその医師から「そういうやり方は、医者の心理を上手くついた面談方法だね。いいんじゃないか」と褒めていただいた。以来、私はずーっとこのやり方を守り続けている。

それは、医師と面談する時は必ず、ポケットから手のひらサイズ版のメモ帳を取り出して、それに面談の要点を記しながら、医師との会話を進めていく方法である。時々、それらを読み返しながら、医師の同意を得ることも忘れない。

一見、何でもないように思えるこの方法も、同じ医師との面談時に何回も何回も繰り返していると、医師のこちらを見るスタンスや態度が大きく変わってくるのである。

つまり、人間は話している内容の要点を、相手にメモられていることが分っている以上、誰でも言質に重みが出てくるし、慎重に対応するようになるのは当然なのだ。だからといって、こちら側がメモを取っていない時には、医師はいい加減なことを発言している、というのでは決してない。そこをくれぐれも誤解しないように。要は、メモを取られていると人間誰しも、より正確な言葉をセレクトしながら、より正確な対応や発言をするようになるのである。

実は、私の若かりしＭＲ時代、上司と同行で自分が担当する病院の医師とのアポイント面談を終え、病院の駐車場に戻ってきた時、その上司からこっ酷く叱られたことがあった。というより、厳しく指導された。

それは、こういうことである。上司からいきなり、「石川君、今の外科部長先生との面談中、先生がおっしゃられた重要な内容が幾つかあった。それを、いってみなさい」私は「えっ、全部ですか？　スミマセン、覚えていません。申しわけないです」と答えざるをえなかった。すると上司は、「ナニ？　馬鹿だなあー。せっかくの機会なのにどうしてメモを取らなかったんだ？　人はなぁ、自分の話してることをメモられているな……と気づいたら、より慎重に自分を出そうと意識するものなんだよ。これは、心理学の世界だ。正直な人間ならばなおのこと、そうだよ。第一、医師の発言をもう一度確認する意味でも大事なことだ。これからは、ちゃんとメモしろ。お前は、俺の後ろにずーっと立っていたんだから、メモくらいできただろう？」と言われた。

それ以降、私は、その上司から指導されたことをずー

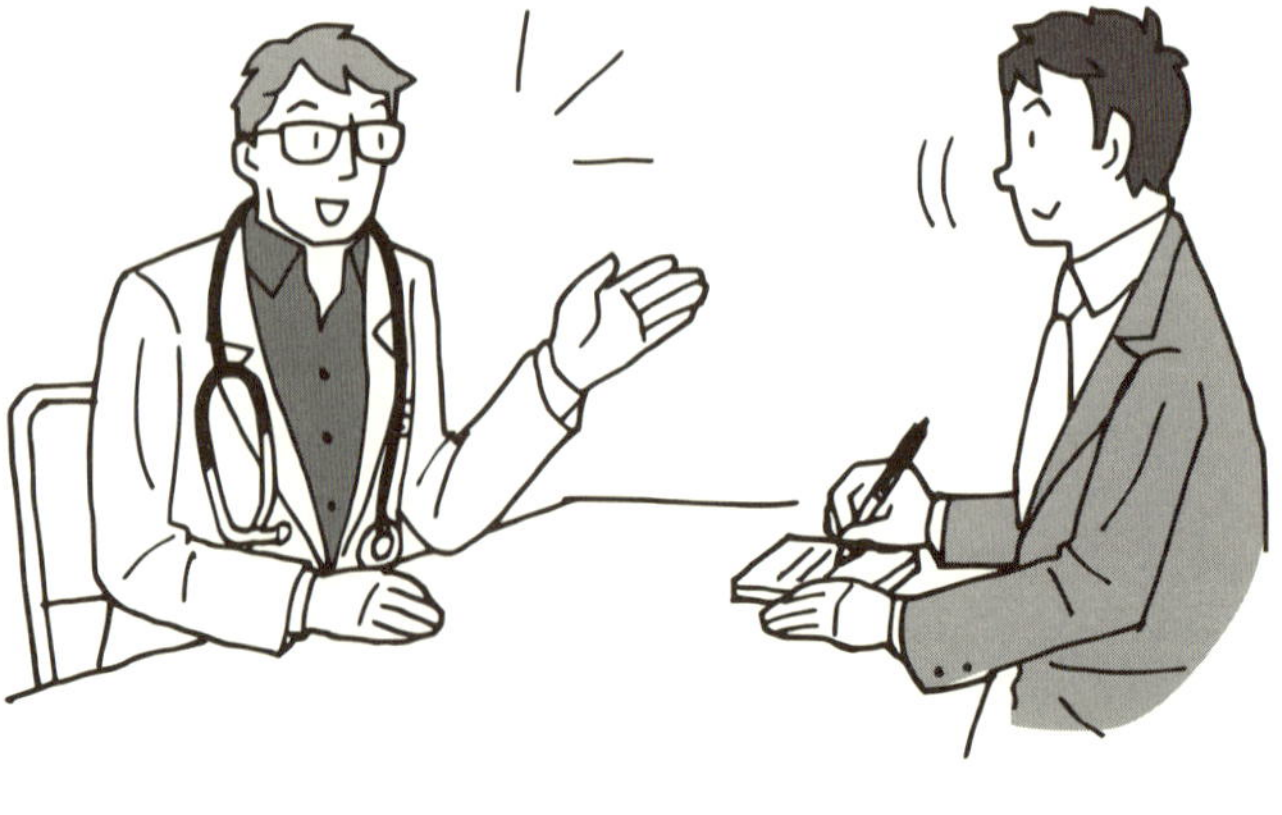

っと守り続けている。今思うと、とてもありがたい教えであった。

今では、先生との話の途中で、自分がメモった手帳の内容をその場で先生にお見せして、再確認を求めたりするという横柄な行為に出ることもしばしばある。しかし、その行為で医師から怒られた経験は一度もない。なぜなら、事実を記載してお見せしているわけだか。先生との面談一つにしても、やはり、創意、工夫というものが極めて大切である、ということだ。

●キーポイント

会議で発言することは勇気のある人間に育ち、書くことは正確な人間をつくる。(西洋の諺)

6）医師が描く、理想のMR像とは

いわゆる、俗に「理想のMR像」というのは間違いなくあると思う。

MR諸君もそう思っていると思う。たしかに「理想のMR像」なる姿を色々な立場の方が示されている。そのどれを拝見、拝聴しても的を得ているし、あるいは「それに近い理想の像」である。中には、臨床現場の第一線の医師と交渉した経験がない、あるいは極めて少ない経験しか持ち合わせていない方が書かれた「理想のＭＲ像」なる書物も散見される。

ＭＲ諸君が考えている「理想のＭＲ像」は？　どのような像なのか？　是非、聞かせてもらいたいと強く願っている。

そこで私は、永年にわたって「新人・若手層・中堅層・ベテラン層ＭＲ」に対する営業活動の研修を、「鬼の石川道場」、「鬼の石川塾」と銘打って、開講してきた。

そうした中で、そういえば、一番肝心の臨床現場の第一線で腕を奮っている先生方の眼からご覧になった、「理想のＭＲ像」をお聞きしたことがないことに気づいた。そこで思い切ってある外科医師にお尋ねした。これはその時の会談内容である。

筆者：先生、これまでいくつかの書物の中で、「理想のＭＲ像」という文言や図表をたくさん目にしてきました。私は先生もご存知なように、ＭＲのための道場と塾を開いて、後輩の彼らに対して、厳しい営業研修をしています。中には、私のことを鬼道場主などと呼ぶ輩も少なくありません。

そこで、是非、臨床現場の第一線でご活躍されている先生の眼からご覧になられて、「理想のＭＲ像」とはいかなるものをいうのかを、お聞かせ願いたいのです。今後の私が主宰している「石川道場」、「石川塾」で参考にさせていただきたいのです。

医師：ああ、いいですよ。じゃあちょっと、図に書いてみようかネ。今の時代だから、その内に医者は解かってくれるだろう…というような甘い認識は最早通用しないよ。

そうじゃなくて「先生、この件について自分は一生懸命、これだけ勉強して本日参上しました。先生にお話させていただくにあたって十分なる自信があります。ですから是非、お聞きくださいませんか？　よろしくお願いします」というくらい意気込んだ度量で突っ込んでこないと、医者はしっかりと目を向けないよ。

だって、どっちだっていい内容のモノが、世の中にはあまりにも多すぎるんだもの。自分の優れた点を、もっと堂々と医者の前で披露できるくらいのＭＲにならなきゃダ

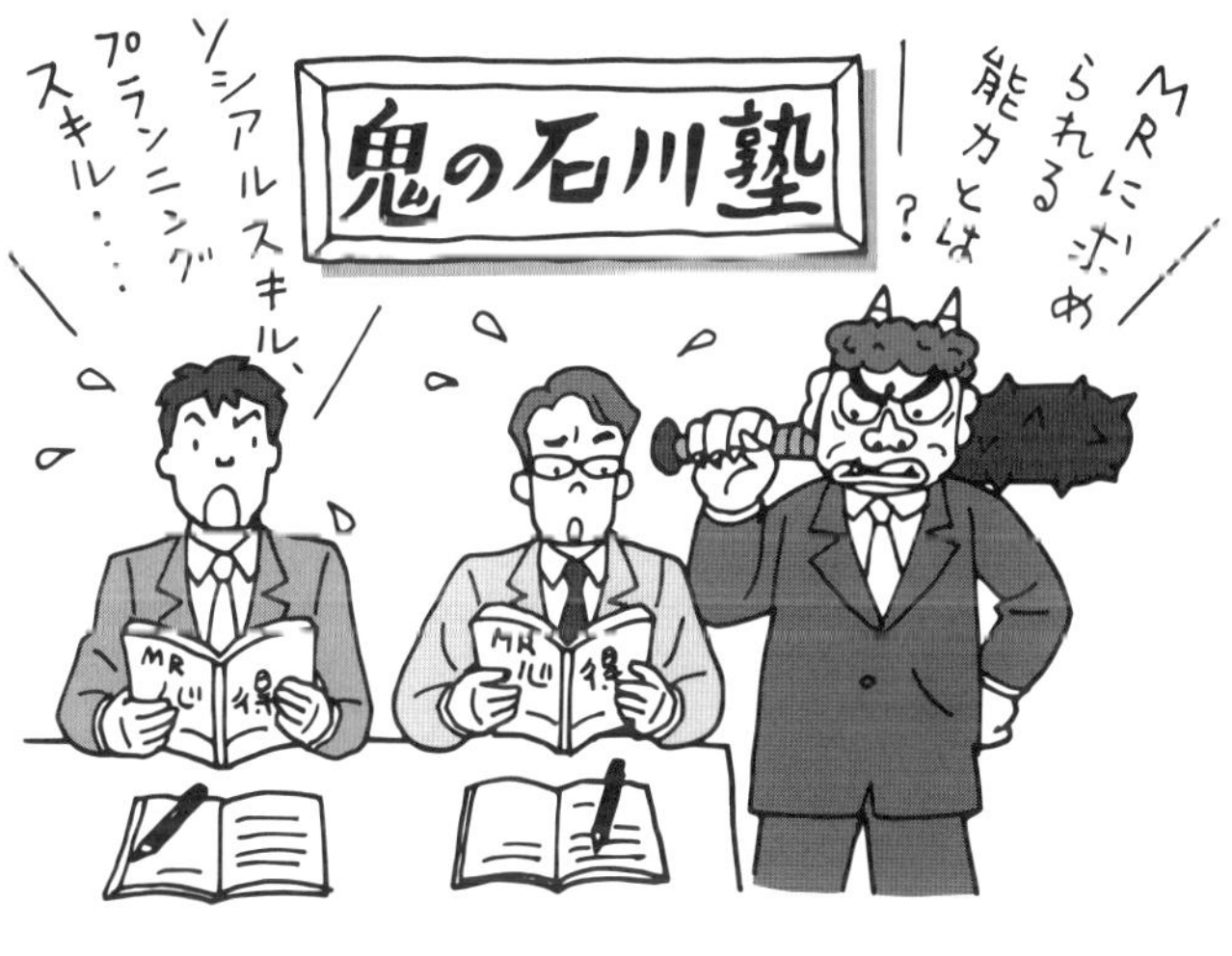
鬼の石川塾
MRに求められる能力とは？
ソシアルスキル、
プランニングスキル・・・
MR心得
MR心得

医師が自ら図を書いて力説された理想のプロMRとは。

	〈周り〉実力がないと見ている	〈周り〉実力があると見ている
〈本人〉実力が**ない**と思っている人	○	△
〈本人〉実力が**ある**と思っている人	×	◎

▼院長先生曰く…
『ここが一番ダメMRである!』

メだということ。

ただのOne Of Themでなく、Only Oneにならなきゃ。少なくとも、日常からその努力を続けていなきゃあね。

医者は不思議と解かるもんなんだよ。そのMRが、Only Oneになりたくて日々地道に努力、活動を続けているか否か、そのMRの周辺事情などもね。

医者の眼は、決して節穴じゃないよ。この図の、△の部分にあてはまる人間が一皮剥けるといいんだがね。遠慮しているのか、前進しようという気持がないのか知らないけど、もったいないと思えるMRさんがゴロゴロしているのが実情だよね。

さっきも言ったが今や、◎のMRに

なれるべく有言実行で、自分で自分を売り込んでくるくらいのＭＲじゃないと、本気でやっているとはなかなか思えないよね。

要は、その他大勢の内の一人じゃ、記憶に残らないんだよ。×のＭＲもたまにはいるが、これは最低だね。うちの病院へ来なくてもいいＭＲの代表選手みたいなものだよ。

筆者：「医者の眼は節穴じゃない」と、おっしゃった言葉は正にそのとおりだと思います。

●キーポイント
会社では記録を、医師には記憶に残るＭＲになろう。

7）医師と面談する最初の極意「つかみ」について

限られた時間の中で、医師に医療用医薬品や周辺情報の紹介及びアピールをしなければならないケースが日常、ＭＲ諸君には山程あると思う。

それらはすべからく、粛々とこなしていることと思うが、ここで大切なのはそれらの行為が一方通行的になっていないか？　という点である。

医師たちはとても頭脳明晰で利発な方である。直接的に関係ない話でも、一応は聞き止めてくださることも少なくない。医師は「四大者（しゃ）モノ」の内の一人でもある。だから、承知のとおり、聞いてくださる「場作り」をしてから本題に臨むという、基本的なスタンスが欠けているにも拘わらず、いきなり、MRからああだこうだと言われても、医師たちは本気で聞く耳を持たないのが実情と言える。

ある日、大手私立医科大学の内科学講座の准教授である先生は、私にこうおっしゃった。この医師は私が「鬼の石川道場」、「鬼の石川塾」を主催していることは先刻ご存知であった。

医師：いっちゃ悪いが石川さんねえ、ロクでもないMRがいっぱい病院にきてウロウロされて迷惑千番。医者たちはみんな辟易しているよ。

筆者：うちのMRもその内の一人かも知れません。申しわけありません。

医師：具体的にメーカー名は言えないけど……。会社で、どんな教育をしているんだろうね？　石川さんも、そういう教育をする立場の人間だから分かると思うんだけど……。

筆者：よく分かります。先生方にお話をお聞きいただく際の、一番初めのいわゆる、つかみの部分が問題なのですね？

医師：そうなんだよ。よく分かるね、流石に。

筆者：ところで先生、具体的な局面を見据えてお話をお聞かせ願えれば嬉しいのですが。

医師：たとえば僕は今、病棟の統括責任者も兼務しているから、時々、前触れもなしにMRさんが病棟まで上がってくることがある。そうした場合、パンフレットかカタログか知らないけど、いきなり見せられて、ああだこうだと言われても、こっちは滅茶苦茶忙しい最中だから、いい加減頭にくることがしばしばあるんだよ。何も、こちら側から頼んだ聞きたい話じゃないのに、MRの方から勝手に詰め寄ってこられてかなわんよ。いい加減にしてもらいたい気持ちになるんだよ、全く。

筆者：アポイントもなしのそういう営業は迷惑ですよね？

医師：自分の都合のみで動いているMRが、いかに多いかってことだよ。医局や研究室にいる時も、結局同じパターンでね。

筆者：先生のご都合のお時間の中に、自分の活動時間を落とし込むのが、MR活動の基本的な常識なのに。そういうMR活動は決していただけませんよ。先生、ひとつお聞きしたいのですが、そうした場合、先生はどのように対応されるのですか？

医師：聞くふりして聞いて、三歩歩いたらキレイすっかり忘れるようにしているよ。ニワトリと同じだよ。ほかの先生方も多分、同じだと思うよ。

筆者：なんていうことですかね。先生方に聞いていただけようがなかろうが、自社の医薬品さえ宣伝できれば、仕事が上手く進捗しているとでも思っているんでしょうかね？

医師：　面談に臨む前の工夫の中に、いかに〝つかみ〟の部分を絡ませるかが、キーポイントなんだけどな。何しろ、こちら側に聞く耳があるかないかも分別できていないで、あれこれと持ち出されても、こちらは暇じゃないからお断り願いたいわけだよ。第一、突然の話じゃあ、真剣に聞く時間もないことくらい分りそうなものだけどね。

筆者：よーく分かりました。最初のつかみを大切にすることが一番重要であり、お聞きいただける場作りを疎かにするな、ということですね。

医師：一番重要な最初のつかみなんだけどね、最初の三〇秒くらいの間に答えが出るよね。

筆者：と、申しますと？　具体的にどういうことですか？

医師：うん。それはいきなり医薬品の話を切り出してくるＭＲと、周辺事情などをスマートに持ち出して、こっちをその気にさせてから本題に入ってくるＭＲの二つのタイプに分かれるということだよ。もちろん、後者のほうがベストだね。

筆者：もし前者の方だったら、先生はどのようにご対応されるのですか？

医師：間に合っている医薬品の場合、今、即座には必要ないわけだから、早々に切りあげて帰ってもらうようにしているよ。いちいち、長く付き合っている暇はないからね。我々の仕事の中心は、患者を適切に迅速に丁寧に治療して差しあげることだ。製薬メーカーのＭＲの話を聞くことも大事だけど、それは決して主たる仕事ではないからね。

●キーポイント

初めの「つかみ」こそ、首尾よく推移させる基本型である。

８）時には、時間外活動も有効

ある年、大手公的病院において、いわゆるＭＲ活動の「原則」を破って成功を収めたことがあった。

「原則」には必ず「例外」がつきものである。私は、正直いってそこを狙ったのである。この件はたとえ上手くいかなくても、初めから勝負が付いているような案件だから、決して「焦らず・腐らず・諦めず」の「三ズ」の心境で臨んだのである。

結論を先にいうと、この話の内容はいわゆる、同種同効医薬品の併売競争に勝利できた話である。

ＭＲ諸君の日常の活動の中でも恐らく、こうしたシチュエーションも少なくないと思う。

つまり、全国のどちらの病院にもあるように、この病院にも一つのきちんとした「院内しきたり」があった。それは医療用医薬品の新規口座開設、新規採用に際して、同種同効の医療用医薬品は、院内治験を実施したメーカーを最優先していくという決まりであった。

これは、別に珍しい「院内しきたり」ではなく、MR活動をする後発のメーカーにとっては、初めから勝負はついているしきたりであった。

しかし、何とかできないものだろうか？　と私はふと考えた。この病院は、とにかくビッグなばかりでなく、立地条件もピカ一で、院内はいつも患者で溢れていた。医師たちの毎日の仕事振りを見ていても、とてもじゃないが食事をとる暇もなさそうな気配を強く感じていた。

そんな状況の中で、私にできることは何だろう？　絶対に何かあるはずだ、と自分に言い聞かせた。そして、ズバリの答えを見出した。

国から薬価をいただいたばかりのその新規上市薬剤は、主に外科領域のオペ後に、必ず投与される抗生薬剤であった。そして、その薬剤はこの病院の二つの科で競合併売メーカーがキチンと臨床治験をされていた。だから、普通にいけばその競合併売メーカーの薬剤が、新規採用になって決しておかしくないし、院内のしきたりに則った至極当たり前の構図であった。

ある土曜日、朝から思い切って初めて休日活動を展開してみた。すると思いもかけず、お昼過ぎに院内で副院長先生とバッタリお会いしたのである。ここからがこの話のスタートである。

医師：土曜日は休みじゃなかったの？　どうしたの？　誰か、知り合いでも入院してるの？

筆者：会社は休みなんですけど、家にいても心配で思い切って初めて土曜日にお邪魔させていただきました。

医師：へえ～、何のことなのか分らんけど、休みの日まで大変だね。土曜日だったら、いつもの日より少しは外科の医者も時間が取れるんで、ゆっくり会えるかもしれないね。

筆者：そうですか。良かった。薬剤部長先生からPRの許可をいただいている上市間近の新薬がありますので、ご紹介させていただいてよろしいでしょうか？

医師：それは一向に構わないけど……。ただし、この病院には同種同効医薬品の採用には厳しい決まりがあるよ。知っている？

筆者：よく存じあげております。

医師：……ということは、その範疇の新薬なのかい？

筆者：実はそうなのです。○○製薬さんとの併売になっているんです。

医師：な～るほど。ところで、うちの病院で院内臨床治験はしたの？

筆者：はい。先生の科ではありませんが、院内の○○科と○○科の二つの科で、競合併売の○○製薬が治験を実施されました。

医師：そしたら、難しいね。院内の決まりは決まりだからネ。土曜日に活動してもあまり効果がないんじゃないの？

筆者：はい、ただ、先生が先程おっしゃったように、外科の病棟の先生方には、普段は本当に滅多にお目にかかれないので、お届けしたい学術文献や医療関連資料などをお届けできなくって、イライラしていたのです。土曜日ならどうかと思って伺った次第です。

私は、先生方のお役に立てるような、学術的参考文献や各種情報、資料などをお届けできれば嬉しいのです。先生の病院では、わが社のそのほかの医薬品もたくさん処方いただいておりますので。

医師：そうか、それはありがたいね。病棟の若い医者たちも絶対喜んでくれると思うよ。何しろ彼らは、医局や図書室で本を読む暇もないくらい、忙しい病院なんでね、うちは。是非、そうやってくれるとありがたいね。俺からも、よろしく頼むよ。

それからというもの、薬価収載になった直後から数カ月の間、毎週土曜日に通常と変わりなく外科及びその他の先生方に、学術文献や各種医療情報、資料などを小分けして、何回も何回もお届けに参上し、その都度お目にかかって面談に及んだ。

そうしたある日、ある薬剤部長先生から会社にすぐに薬剤部長室にくるようにという電話をいただいた。この時、一瞬、二つの考えが頭を過った。

多分、余計な活動をするなと言われるか、または治験メーカーを無視して「原則」を打破し「例外」を作るか、とおっしゃられるか？　という二つであった。

そして、恐る恐る薬剤部長室にお伺いして驚いた。数ヶ月前、初めて伺った土曜日に、偶然、お話をさせていただいた、あの副院長で外科部長先生より、原則を外して例外的にわが社の抗生剤を新規採用に持っていくから、院内薬事審議会に提出用の新規採用申請書を、石川というMRに渡してやれとのご指示があったと、おっしゃるのであった。それを聞いたときは、正に天にも昇る心境であった。

そしてすぐに、副院長にアポイントを巾し込むと、快く面談してくださった。

筆者：先生、ビックリ仰天の嬉しさで、身体中が硬直しております。本当にありがとうございました。あまりの嬉しさで、しばらくの間、夜も眠れそうにありませんでした。

医師：いや、いや、大袈裟にいうなよ。実はな、外科の病棟の医者たちから一様に突き上げを喰ったんだよ。いや、悪いことじゃないんだよ。心配しないで。

筆者：その、突き上げというのはどういうことなのでしょうか？

医師：うん。それはな、あの土曜日以降ずーっと、君は毎週々々土曜日に彼らに学術文献や各種医療情報、資料などを一週も欠かさず、コマ目に継続して届けてくれたことに、彼らは感謝、感激していてさ。新しい抗生剤は是非石川さんの会社のモノを採用してもらいたいと、強い突き上げを喰ったわけさ。俺も、決まりは決まりだけど、例外があるってことくらいは分っているからね。今回は病棟の若手の医者たちのハートを尊重したというわけさ。他のどのメーカーも、土曜日にまで出てきてくれて、継続的に新鮮な情報の提供活動はしてくれない……と、彼らはいってたよ。良かったね。会社の方は大丈夫？　双方の会社間でモメルことはないの？

筆者：それは大丈夫です。病院の方で採用メーカーをお決めになられたわけですから、僕の方で何ら画策をした事実もありませんせん、そうですよね、先生。

医師：そのとおりだ。ところで、併売競合メーカーの人間は、未だに一度も俺のところには顔を見せてないな。多分、安心し切っているんだろうね。その薬剤を一番たくさん使うのは恐らく、俺の科だというのにね。

ということで、原則を突き破った例外として、わが社の抗生剤のみが正式新規採用となったのである。

●キーポイント

目的があれば、行動力は必ず向上する。

９）場外戦も一つの戦法なり

ＭＲ諸君、自社医薬品に関する種々の案件、すなわちお願い事や相談事などで高名な医師にお目にかかる機会が多いと思う。その際、お目にかかる場所と方法だが、やはりアポイントをいただいて、医師の部屋で会うことが多いのではないかと思う。医局や研究室または病棟などでの込み入った話は禁忌だし、立ち話というわけにもいかないからである。

しかし、医師の部屋でお話かたがた、お願いをしても、なかなか首尾よくいかないケースも度々あろうかと思う。

ところが、その医師に筋を通してお話をして、理解と協力のお墨付きをちょうだいしないことには、以後、にっちもさっちも前に進みようがないケースも結構ある。そうした場合、ＭＲ諸君はどのように対処しているのであろうか？　いろいろとやり方はあろうかと思う。

その場合には、私に一つの良策があって、これまで、幾度となくこの手段でことごとく成功を収めてきた。ただし国内対応の場合に限るが。それは、医学会などの「学術の場」において、改めてお願いかたがたご相談をし直すという方法である。

つまり、あらかじめ事前にご了承を得ておいて、その医師が出席される医学系学術学会の会場に赴き、近くの喫茶店などでお話を聞いていただく「場作り」をすることである。

学会が地方都市で開催される場合は、地方都市まで赴くことになる。学会会場の近くで面談アポイントの申し込みの事前了解さえいただければ、話はほぼ一〇〇％ＯＫも同然である。

なぜならば、学会会場の近くでの、アポイント面談の了承がいただけた時点で、すでに◎印なのである。もし、そうでなかったら医師はＯＫを出すわけがないからである。はるばる学会会場までくるのかよ？　って、かえって嫌がられるのがオチである。

つまり医師たちにとって医学系学会会場は、いわば、「聖地」で、そこ聖地で行われる学会に参加される前夜の、先生のお気持ちはきわめて純粋かつ「仁」に燃えた崇高なお気持ちになっている。

そこで、たとえば全国の医師たちを前にされて、堂々と研究成果などの発表をするとなれば、意識の高揚は計り知れない。医学系学会会場界隈での交渉は、効果百倍と言い切っても決して過言ではない。ただし、他の大勢の先生方の眼にも止まりやすい場所なので、格別かつ慎重な行動が肝要であることはいうまでもない。是非一度、試みたらどうかと思う。今までと違った医師の姿にお目にかかれるはずである。

●キーポイント

何事も、本質を弁えた上で誠意を尽くそう。

10）絵葉書＋地場特産お土産品の効果

ＭＲ諸君にも地方転勤はあるだろう。年中の国内出張業務などはないと思う。地方転勤は、全国展開規模の企業に勤めている以上、仕方のないことである。

「転勤」という言葉を書いたが、余談ながら私はこれまで勤務してきた三社の医療関連会社で、ただの一度も転勤を命じられたことがない。在籍してきた三社とも、全国規模の企業だったから、転勤は至極当たり前のことであったが、どういうわけかは分からないが勤務地は全て関東（横浜に少しの間と東京にずーっと長く）のみである。

若い頃は、地方にも行かせてもらって、美味しい地酒に舌鼓も打ちたい気持ちも正直いって少しはあった。そういうわけで、四〇余ケ間のサラリーマン生活でただの一回も地方勤務をさせてもらえなかったのも珍しい。

さて、標題の件だが「絵葉書＋地場特産お土産品」の思わぬ効果について、話を進める。

この実践行動は医師および先生の奥様方に大変喜んでいただいた。

ＭＲ諸君もしょっちゅう旅行に行ったり、地方に故郷のあるＭＲ諸君などは年に一、二度は帰省すると思う。実は、そういう時がこの行為を実行する絶好のチャンスであることを申しあげたい。

多くの素晴らしい医師たちと懇意になるには、まずは信頼関係の構築が一番である。そして二番目は、誠意あるその関係の継続にいかに腐心するか、ということが挙げられる。ここで今、私が取りあげることは二番目にあたることで、地方の素敵な絵葉書と地場名物お土産品は、より強固な信頼関係の継続・構築に、大きな威力をもたらしてくれるという話である。

これは、間違いない事実である。何しろ、絵葉書にしても地場のお土産品にしても、両方ともその場所に行かない限り、まず手に入らないわけであるから、稀少価値は十分である。

順序としては、まず、生き先の絵葉書を先生の自宅宛にお送りし、その後日に地場の名産物のお土産品が先生のご自宅に宅急便などで到着するよう手配するとベストである。ただし、豪華過ぎるお土産品のお届けはよくないし、気をつけなければならないのは、プロモーション・コード上からいえば、公務員の立場である医師への地場特産品のお届けは遠慮すべきである。絵葉書は全く問題ない。

このように、普段から先生に対する信頼関係の構築と、その継続に関して腐心している姿をも、実は先生方に静かに、しっかりと見られているのである。これは断言できる。MR諸君は、そのことに素直に気がつかねばならない。

「優れた商品を発売している」という自信だけに頼った営業スタンスは、決して長続きしない。それは商品自体が優秀で、納入価格的にも相手に十分な効果を及ぼす商品だけが最優先で繁用されるのであれば、世の中の数多ある病院、開・診療所、クリニックでの繁用率ナンバーワン商品になってもおかしくない。さらにその商品で、全医療施設が埋め尽くされていてもおかしくないということだ。

ところが、そういう現象はまず見られないということは、先生方のファーストチョイス動機に、商品の良し悪し以上に他の要素が優先しているということなのである。むろん、科学者の方々の選択だから、エビデンスに基づいた科学的データを最重視されることはもちろんだが、その次には担当ＭＲとの日頃からの信頼関係が極めて重要な要素となってくるのである。

しかし、世間の数ある企業の中には、モノは良いのに繁用されないのは使い手側が悪い。先方の知識が未熟であるがごとき、論理を展開したがる企業があるのを私はよく知っている。ハッキリいってこうした論理を先行させたがるトンチンカンな企業は、机上の空論だけを最優先させ、かつ、臨床現場の実態に極めて疎いお粗末極まりない医療系関連企業と言わざるをえない。

さて、私が薦める信頼関係を増進するチャンスだが、ＭＲ諸君にもこうした絶好の機会は必ず年に数回はあるはずである。私などは、地方に家族旅行に行った時などは、夜は必ずホテルに閉じ籠り、医師たちや薬剤師の先生方宛に数十枚もの絵葉書ばかり書いているものだから、家人から文句を言われるが、それも慣れっこになってしまったほどである。

こうした場合、経費はほとんど全て自腹である。その事情は、こちらが口に出さなくても先生方は先刻ご存知である。だから一層、効果があるのである。

しかし、地場の特産お土産品の送付は、絵葉書を郵送した全員の先生方に用意するわけではない。でも結構な数になる。もちろん華美にならない金額の範囲で、しかも、民間医療施設の医師たち限定である。ここを注意しておいてほしい。

MR諸君、今からでも決してに遅くはない。十分、間に合うから、今後、そのような機会があったら、それを最大限に活用し、医師たちとの信頼関係の構築に励んでみてはどうだろうか。ただしこの行為と継続は、何かモノを餌にして鯛でも釣るかのようには決して捉えないでもらいたい。

基礎的地盤を築きあげた上での、細かい心配りの行動であることを、改めて強調しておきたいのである。

●キーポイント

物を贈るには薄くて誠あるを要す。物厚くて誠なきは人に接する道に非ず。

江戸後期の米沢藩主・上杉鷹山の名言

第六章　ＭＲ人生・エピソード集

1）医師より、身の上相談されるMRになろう

ＭＲ諸君、臨床現場の第一線の医師から、人生相談、身の上相談をされたことがあるだろうか？　さあ、どうしたらいいか教えてよ、とか、何かいい智恵はないか？　とかも含めて……。どういうわけかわからないが、私はこれまでこうした局面を数多く体験してきた。医師たちもきっと、私には何でも話しやすかったんだろう。こういう経緯を踏んできた医師とは以降、切っても切れない強化な信頼関係の糸で結ばれ、様々な場面で私の大きな力になってくださり大助かりしてきた。

私も「はなはだ失礼ながら」と前置きして、かなりズバズバとその医師の欠点や直すべきところとかを、こうあるべき、と遠慮せずに申しあげてきた。

多くの医師たちから受けた相談内容は、実に様々であった。医師たちも、相談するときは逆に気を遣って、休日の夕食をご馳走になったりしながら、お話を伺うケースがほとんどであった。

相談内容の詳細に関しては割愛させてもらうが、結構身につまされる相談内容もあった。今、

回顧すると、私が率直に申しあげた方向に、相談内容が解決していて安心している。これはとても嬉しいことである。実際、相談された医師たちからは、今もとても感謝されている。

差し障りのない範囲内で、一つだけある相談事を取りあげて詳述しよう。

ある医科大学内科学の先生（講師職）に、ある中小病院施設の後を全て任せるから、オーナー院長としてやってみないか？　というお誘いの話と、その話と同時に、ある超一流民間企業付属病院の副院長兼内科部長（重役待遇）で来ないか？　という、贅沢な二者択一の勧誘案件が持ち上がった。そのことに関してその医師から私にどちらに赴こうかという相談があった。

その医師は、自分がオーナー院長としてやってみたい心境が見え隠れしていたが、私は敢えて「先生にはオーナー院長は務まりません。超一流民間企業附属病院への就職のほうが向いています」と、後者の方をお薦めした。その時、その医師はなぜ？　とその理由を不思議そうに聞かれた。これはその時の会話である。

筆者：先生、大変申しあげにくいのですが、この際ですからハッキリ言わせていただきます。

医師：大丈夫。怒らないから正直にいってくれない。

筆者：では、思い切って……、先生には中小病院を開設して、そこのオーナー院長としてやっていくのはチョット無理です。多分、やっていけないでしょう。乱暴な言い方で申しわけありませんが、先生は医師としての腕は並外れたモノがありますが、いわゆる人付き合いの矢面に立たねばならない人間に、一番大切な社交性という面がハッキリいって欠けています。こういっちゃあ何ですが、もしかしたら生まれつきの性分なのかも知れません。これからそれを修業しようとしても、残念ながら年齢的に少し遅過ぎます。

自分が組織の長になるということは、病院内の大勢の職員さんは元より、来院される患者や、その家族の方々にも、ある程度の社交性をもってそれを発揮しないと、経営はうまくいきません。もちろん経営手腕も大事ですが……。

病院、開・診、クリニックは、街のお店屋さんのように自ら街に宣伝カーを走らせてお客を集める活動は御法度です。だから患者たちの間に評判の良い話を口コミとかで、いかに発生させ、引っ張り出すか？　が重要なポイントとなります。むろん医療レベルの高さが良い噂を生んで、患者が殺到される構図も予測してのお話です。

医師：いやー、ズバリ、正直に言われて辛いなあ。たしかに俺は口下手だし、見てくれからも、とっつきも悪いしなあ……。

筆者：先生、人は顔じゃないんです。社交的な会話を人見知りすることなく常にスムーズにできるかっていうと、先生にはかなり難題です。たとえば、おばあちゃんが可愛い小学生の女の孫を連れて来院し、待合室で受診の順番を待っているとします。その前を、何かの用で先生が通られたとします。社交性とは、そういう場面でも大いに発揮できるものなのです。おばあちゃんと可愛い孫に対して、一言、声をかけてあげることによって、患者の気持ちがスーと軽くなり、不安も少しは解消しようというものです。

医師：たとえば、そういった場合、なんて声をかけたらいいの？

筆者：私が先生のお立場だったら、おばあちゃんとお孫さんの二人の前に立ち止まって、やや腰を屈めて目線を合わせ、二人のお顔を見ながら、「お嬢ちゃんいい顔してるね。将来、宝塚スターになれるんじゃない？」などと、笑いを誘う冗談の一つも言いますけど。

医師：なるほど、しかし俺にはそういう咄嗟の言葉は出てこないよ。

筆者：先生、ご相談の件、真剣に考えてみましたが、やはりその超一流民間企業付属病院へのご就任のほうが、先生のタイプにはぴったりだと思います。

結果、先生はその後、私の進言を一〇〇％受け入れて、今ではつい最近、その大手医療施設の院長先生に昇格され、かつ、超大手優良企業の上位重役として活躍されている。

そして、その先生にお会いする度に、あの時のことが話題となり、

「あの時、石川さんに相談してなかったら今の自分はなかっただろうな、と時々、家内とも話をしているんだよ」

と感謝の言葉をいただいている。

この件で、要は何をＭＲ諸君に言いたいかというと、日頃から種々様々な事柄に対し素直かつ誠実な対応をすることが極めて重要だということである。

同様の例として他にもいろいろなことで「人生、身の上」の相談事がこれまで相当数あった。私はその都度、極秘案件として迷惑がかからないように留意しながら、歯に衣を着せず誠心誠意、正直、実直に進言して対応してきた。

そういう局面を与えてくださった数多くの医師たちとは、お互いに生きている限り終生切っても切れない縁となって今日に至っている。

ＭＲ諸君、是非、医師たちから身の上相談を持ちかけられるようなＭＲになってもらいたい。変な言い方だが、日頃から自分がその気で精進を疎かにせず、「医師のため」を一筋に徹頭徹尾励んでいれば、医師はちゃんと見ていて、矢を放ってくださる。これがいわゆる、「白羽の矢」っていうものであろう。

●キーポイント

困った時こそ、真の厳しい見解が必要なり。

２）競合会社から、国内指名手配された話

私はかつてある競合会社から、目に見えない国内手配をされてしまったことがある。それは正直いって心が疲れた時期のことである。いわゆる、ある分野の医薬品が競合他社より全国的に厳しくマークされたことがあった。そのことがわかったのは、ある大手公的病院の幹部医師と面談の中であった。

医師：石川さん、自分の名刺に顔写真を載せないほうがいいんじゃない？

筆者：えっ、どうしてですか？　先生。たしかに載せても載せなくてもいいんですが。私としましては、何とか、先生方に顔だけでも覚えていただこうと思って……。

医師：実はね、競合のあるメーカーのＭＲが、石川さんの顔写真の入った名刺のコピーを持ってきて、先生、今、この人が担当ＭＲの仕事に一緒に同行していますか？　と聞いてきたんだよ。

筆者：えっ、それは一体どういうことなんでしょうか？

医師：俺も、なんでそんなことを聞くんだ？　と聞いたところ、そのＭＲ曰く、「うちの会社の営業本部命令で、この石川という男が関わっている病院名や医師名が分り次第、即、会社の営業本部に連絡せよ、との社内通達が出ているんですよ」っていうんだ。それって、まるで、警察の指名手配みたいじゃない？　どうして、そういう本部通達が出たの？　と聞いたところ、そのＭＲ曰く、「この男が関わってきた病院、医療施設さんでことごとく、自社製品の口座が消滅したり、極端に処方量が減少したりで大変痛い目に遇わされているので、この人が関わっている施設名と医師名が分り次第、うちの本部のお偉方が動いて、それを何とか阻止しようというのが背景にあるんです」ってね。競合他社は、石川さんのことを相当怖がっているようだね。俺も、こういう話は生まれて初めて聞いたよ。

筆者：そういえば先生、都内のある大手私立大学病院担当のうちのＭＲからも、最近、その大学病院内にてその競合他社ＭＲにいきなり声をかけられて今、石川さんという人は、どちら方面の、何という病院に力を入れられているんですか？　知っていたら教えてくれませんか？　と聞かれたそうです。うちの担当ＭＲはビックリして即座に、さあ？　石川はこの部門の本部の全国最高責任者だから、あちこちに行っていると思うけど、私は詳しくは知らない。どうして、そんなことを聞くんだ？　と逆に聞き返したところ、ウヤムヤな返答で結局、ちゃんとした答えはなかったとの報告がありました。何しろ、医療現場で強烈なデッド・ヒートを展開し合っている競合メーカーだから、普段は口も利かない間柄なのにですよ。

医師：それ、それだよ。全国指名手配されているんだ、石川さんは。大変だね。俺の方は、適当にあしらっておいたけどね。

筆者：ありがとうございます。全国指名手配といっても、まさか逮捕されることはないので安心ですが、ちょっと薄気味悪いですよね、先生。

医師：うん。老婆心ながらいうけど、まっ、気をつけたほうがいいよ。

筆者：はい。十分気をつけます。

私の顔写真入り名刺のコピーは、その競合他社メーカーと、懇意にされている方から借りて複写したのだと思う。顔写真入り名刺は、医師の忠告に背き今でもそのまま使っている。競合他社のこの動きには、正直いって逆に大きな勇気と意欲をもたらしてくれた次第である。

3）夜中の課外活動

ＭＲ諸君は、時間外活動をされるケースがしばしば々あるかと思う。学会活動のお手伝いもその内の一つである。

ここで一つ、ＭＲ諸君に質問だが、自分の「特技」とか「趣味」の分野を生かしての時間外活動体験はあるだろうか？　ゴルフの上手なＭＲは間違いなく、ゴルフ好きな医師とは、さほど遠い間柄にはないと思う。といっても諸君のゴルフの腕前を、先生方にご存知いただいている場合に限るが。

さて、この話はカラオケの場合である。私は、カラオケが上手いＭＲ諸君にこれまでたくさん会ってきた。どこで、訓練されたのか？　生来の自慢なのか？　真相を知りたいくらいに歌が上手いＭＲもいた。

実は、ある年の年末近く、金曜日夜の午後一一時三〇分頃、突然自宅の電話が鳴り、慌てて出てみると都内の私立大学病院（本院）の医局長先生（内科）からであった。その時私は、自宅でのんびりビールを飲みながらテレビを観ていた。先生からの電話の内容はこうであった。

医師：石川さん、悪いけどこれから急いで六本木まできてくれないかなぁ、頼むよ。実は今、医局の連中や看護師連中と大勢で忘年会の食事会の後、六本木のカラオケ・スナックにきているんだよ。そしたら、医局の若い医者連中が○○会社のＭＲの石川さんを呼んでくれ。石川さんの歌を聴かないことには今夜は帰れない。年が越せない、と大騒ぎになっているんだよ、参ったよ、タノムよ。

筆者：いやー、先生、参りましたね。ボクは今、テレビ観ながらビールを飲んでいて車の運転もできないし。第一、これから六本木までタクシーで行ったとしても一時間チョットはかかりますよ。困りましたね。

医師：悪いね、夜中に。連中は石川さんの歌唱力のこと良く知っているんだよ、大変なんだよ。俺の顔を立てると思って頼むよ。タクシーできてよ。どうせ、朝方までここで飲むから、明日の始発電車で帰ってくれない？　石川さんの自宅からここまでのタクシー代と、お店の石川さんの分の経費はこっちで全部持たせてもらうからさ。もし、早く終わってホテルで泊るようなことになったら、それもこっちで出すからね。タノムよ。

筆者：そうですか。かしこまりました。これからすぐに着替えてタクシーで伺います。

医師：いやー、ありがとう、助かったよ。

お陰様で、今までそんなに強くなかった医局だったが、この一件以来、一挙にトップに近いメーカーにランクアップされた。そして、既存自社医薬品の計り知れないほどの売上業績拡大に貢献してもらえた。

あわせて、幾多の自社医薬品の新規口座開設にも成功し、学術行為以外の活動で、これほどまでの信頼関係を構築できたのは、長いMR活動の中において、初めての「まさか」の出来事であった。

「芸は身を助ける」という先哲の名言があるが、私はそこまでの芸達者ではないと一言お断りしておく。

●キーポイント

【先哲の名言】一道万芸に通ず。

『五輪書』宮本武蔵

第七章　理想のＭＲになるには

1）ＭＲに求められる七つの眼

ＭＲ諸君、君たちと親しい医師から「ここに目をつけてアピールしたら、我々医者は君の会社の医薬品の処方を積極的に始めるんだよ」などとおっしゃっていただいた経験があるだろうか？　親しい医師をたくさん持つＭＲ諸君だから、こういったアドバイスをたくさんちょうだいしていることと思う。

そうした中で、世にいう「ＭＲに求められる七つの眼」について話そう。

その前に、最近、「日本経済新聞」に次のような医療関連記事が大きく報じられていた。

「自治体病院四〇〇施設減　この五年で統廃合・民間譲渡相次ぐ　財政悪化、再編促す」

「医師不足で病院経営が難しくなっている面もある」

厚生労働省によると、自治体が運営する医療機関（病院と診療所）は、五月末時点で全国四、五七八施設。五年前と比べると八・三％（四一三施設）減少した。病院は八七、過疎地などで地域医療を確保する診療所（ベッド数一九床以下の医療機関）は三二六減っている。自治体病院の累積赤字は、二〇〇九年度で二兆一五七一億円に上り、一〇年間で二倍近くに膨らんだ。民間病院に比べて建設費が二～三割高いとされるほか、職員の給与も公務員に合わせることが多い。民間に比べて高コストになりがちな経営体質の改善が課題だ。総務省は二〇〇七年から、全国の自治体に対し、再編や経営形態の見直しなどのリストラを求めてきた。独立行政法人に移行して給与体系を見直すといった動きも出てきている。ただ、リストラ計画を策定済の九〇四病院のうち、二〇一〇年度に黒字を見込む病院は五割に止まる。三割は二〇一一年度の黒字転換も難しいとみている。

〈二〇一一年（平成二三年八月二〇日（土）朝刊より　原文のまま〉

また一方、厚生労働省は八月二六日（金）、二〇一〇年度の概算の医療費が前年度比三・九％増の三六兆六〇〇〇億円になったと発表した。比較できる〇一年度以降で金額、伸び率とも最高となった。一〇年度の医療機関に払う診療報酬を〇・一九％増やす改定をしたことに加え、高齢者の増加や医療技術の高度化で、医療費の増加が続いている。概算医療費は、国民医療費から全額自己負担の医療費などを除いた金額で、国民医療費の九八％程度とされる。概算医療費の増加は八年連続。中でも、七五歳以上は一二兆七〇〇〇億円と五・五％増えた。高齢化が進むと医療費は増える傾向にあり、全体の四四・三％を七〇歳以上の医療費が占めた。患者一人の一日当たり医療費は、一万三九〇〇円と〇九年度より三・

八％増えた。医療機関などに支払う医療費の単価を決める診療報酬の見直しで、救急医療への報酬を一〇年度に引きあげた影響や医療技術の進歩が主な要因という。厚生労働省は医療費抑制に向け、機能別に病床を再編成して効率化するなどの入院日数の短縮のほか、後発薬の使用促進策などを打ち出している。ただ、費用対効果や目標の実現可能性には不透明な面もあり、今後一段の必要となりそうだ。

〈二〇一一年（平成二三年）八月二七日（土）朝刊より：原文のまま〉

あわせて政府は二〇一二年度、診療報酬・介護報酬ダブル改革と医療制度改革を行う方針であり、かつ、「税と社会保障の一体改革案」を決定済である。また、薬価制度改革（新薬創出加算についてなど）も前向きに検討中のようである。

このように、環境変化が激しい時勢の中で、ＭＲ活動を成功裡に続けていくには、種々の鋭くかつ正鵠を照射した眼が必要となってくる。ただ、自社医薬品、医療機器の特徴や利点及び収益性や使い勝手ばかり並び立てても、次元の異なった論理を展開していると、見染められ易いことは確かである。

そこで、次にＭＲに求められる「七つの眼」について記していく。

〈一つ眼〉変化を読む眼。

この「眼」は何も、ＭＲ諸君にだけに求められる眼ではない。

環境が変わる↓制度が変わる↓競争が変わる。前述の昨年の日経新聞記事内容を一読したら分かるとおり、環境変化が経済・医療・地域・医療施設・自社製品・自分の日常活動にどのような変化をもたらすのか？　できるだけ、その変化を数字で捉える眼が必須である。

今後の医療行政は、間違いなく大きな変革をもたらしてくる。ＤＰＣやクリティカル・パス問題をはじめ、ジェネリック医薬品の繁用比率拡大案件などは避けて通れない今日的趨勢である。

〈二つ眼〉医師を見る眼。

この「眼」は、毎日接している医師を見る重要な「眼力」と言える。

医師のニーズやポテンシャルを正確に把握し、製品別のターゲッティングを明確にしているか否か？　このあたりは企業ポリシーによって大きな差異が生じてきている。

医師のニーズはすなわち患者のためになることである。であるならば、優しい欲求事象であることに全く無関心であるばかりか、モノを創り始める一番最初の時点で、それを使いこなすことが法律的に許されている人間（医療用医薬品や医療用栄養食品などの処方権限者を唯一有する人間）、換言すれば「医師」の意見や存在を無視して製造、製作に突入してはダメである。

そういう企業に限って、机上の空論的経営発想が最優先されているのが実態でもある。

我々MRにとって、医師のニーズを見る眼を掴み取る、最短かつ最良の方法は、一定のポテンシャルの中におけるその商品の存在感、ニーズを照らし合わせてみて、その商品が真に患者のためになる商品として、紹介に耐え得るか否かをあえて問う、というスタンスが必要ではないだろうか。

ニーズという課題に関していえば、例えそれが競合他社製品であったとしても、あえて患者のためにお薦めしなければならない局面は少なくない。

医師たちは、「医は仁なり」の精神で、患者の治療に全力で当たられている以上、様々な角度から真に医師を見る眼を磨くことが極めて肝要である。

〈三つ眼〉医師の感情を読む眼。

医師は優秀な心理学者でもある。医師とのコミュニケーションが上手くいかないことを、医師のせいにしていないかどうか？　医師の真の仕事は最早、言及の要がなく、少なくとも我々MRを相手にすることが、医師たちの仕事の本筋ではないことは明白である。

是非、お会いしたい医師に会いに病院に行ったが、結局、会うことができなかった。よって、コミュニケーションが停滞している、打開の道がなかなか見つからない、さあ、どうしよう？

これらは本書のここまでの章でも触れてきたが、その解決法は、本人の創意工夫次第であることは述べてきた。

医師と上手くコミュニケーションを図っていくために、次の二つを薦めたい。

まず（１）は、コミュニケーションの取り方の工夫である。

何も全て、Face to face でなくても構わない。一度でも、事前にその医師との面識さえあれば、ｅメールや書簡または、電話でのアポイント取得から始めることである。面識が全くない場合は、やはり最初は拝顔しないと失礼にあたる。

次に（２）は、医師との面談の場所を変えるという方法がある。

いつも同じ環境下でのコミュニケーションの取り方はいただけない。たとえば、思い切ってその医師が参加される地方の学会会場まで赴いて、そこで顔を知っていただくとか、方法はいくらでもある。

最後の（３）だが、これは結構大事なポイントである。世界中の誰にでも、一日の持ち時間は二四時間と決まっている。人にはそれぞれ、自分の持ち時間という時間が必ずあり、決して一様ではない。

たとえば、他人からそっとしておいてほしい時間帯や、誰かと喋っていたい時間帯とか。その医師にとって、ＭＲとのコミュニケーションに費やしても構わない時間帯は、一日の内の一体何時なのだろうか？　この時間帯を鋭く察知することが肝要である。医師たちのそうした時間帯は、所属科によってもまた、個人々々の人生観や生活観によっても異なるのだから、決して一様ではないこともあわせて認識すべきである。

〈四つ眼〉経営をみる眼。

全国に存在する約八七〇〇の病院の内、ボランティアの精神で経営を行っている病院はまず皆無である。

そこで医療施設の経営状態はどうか、経営戦略を把握しているか？　などと経営面から見る眼が求められてくる。

医療施設で働く外部職員として、医業経営コンサルタントの先生が出入りされているケースが多く見受けられる。

私も、ある団体が主催するこの研修を受講、修了（二〇一〇年度）した。コンサルタントの先生方は、あらゆる事象を見逃すことなく、経営改善、経営戦略の立て直しに躍起である。

我々ＭＲがそこに顔出しして、中の様子を探ることはできないが、その医療施設の経営状態を推し量るポイントはたくさんある。

たとえば、医業収益が上がるはずである「科」の患者の動向とか、全体的な患者の動向の察知などは、外からでも類推可能な分野の一つである。ただし、医業収益以外つまり、多角経営にて収益を上げておられる医療施設の場合は、必ずしもこの限りではない。

〈五つ眼〉地域医療を見る眼。

地域のさらなる充実は、政府の基本方針である。そこで訪問規制が強化された病院から、医師を外に連れ出して、コミュニティが作れているか？　が大事になってくる。

地域医療全体の実態を把握することは、担当病院内での自社商品のシェア拡大に欠かせない要素である。しかし、訪問規制が強化された病院を取り巻く地域医療の実態を掴むことはなかなか難しい。

そうした場合、やはり前出の〈三つ眼〉の項で述べたように「場」を変え「時間帯」を変えてのコミュニケーションをとることが極めて重要になってくる。

〈六つ眼〉違いを見る眼。

経営基盤が整っていなくて良質の医療サービスは不可能である。

繁盛している経営者の方々は、他施設と異なる点を、どう把握しているかを知っているか？

経営者は、自分の病院の繁盛具合を常に気にかけながら、病院経営をされることは至極当たり前のことであり同時に、他の病院より優れた業績を残すために、許される範囲内のありとあらゆる方策を採択されているはずである。自社医薬品の月度毎の進捗、停滞状況などは自らすぐ分るが、とりわけ近在の他病院との医業収益面での違いに関し、経営者の方々がどのような方法で、それらを知り得ているか？　大いに興味と関心があるところである。

〈四つ眼〉の項で取りあげた正に、医業経営コンサルタント的な眼を持つことの大切さがここにある。

〈七つ眼〉患者を見る眼。

今や、患者またはその家族の方の意見や、主張を無視して、医療施設経営は困難な時代になってきている。

ＭＲ諸君がどんなに努力しても、患者の一言で製剤は切り替わる可能性がある。患者ニーズを把握する努力をし、頭の中に患者の存在をインストールしているかどうか、が重要なポイントとなってくる。

この問題は、極めて難しい問題である。どのようにして自社医薬品から競合他社医薬品への切り替えを防止するか？　並たいていの判断では解決しない。法律的に、患者の身体に触れたり問診したりして、医薬品の処方をも許されているのは医師免許取得の医師だけである。

我々MRが、医師の領域に立ち入ることは不可能だから、タイトルの患者を見る眼はあくまでも、医師の眼を通してとなる。

自社医薬品と競合他社医薬品の優位点、または劣等点をしっかり認識した上で、抜かりなく医師にお伝えしてさえいれば、医師を通じてそれらの真髄を患者にお伝えすることが可能である。

で、あったにもかかわらず、患者の口からの一言で、薬剤が容易に切り替わる可能性を有している世界であることも実情である。

患者を「見る眼」と「診る眼」の違いは、いかんともしがたい領域だが、我々MRとしては、常に医師の眼を通して患者を見る眼を肥やしていくことが肝要である。

MR諸君が、前記「七つの眼」を使いこなし、薬物治療のアドバイザー…「適正使用の教育者」というアイデンティティを我がものにすることを熱望する。

2）ビジョンからコンセプトを生みだそう

洋の東西を問わず、言われて続けてきていることに、ビジョンを実現するためにはまずコンセプト（基本概念）が何よりも大切だと考え方がある。コンセプトを間違えた仕事やプロジェクトが、大成功することははなはだ少ない。

ユーザー志向のビジョンから、新しいコンセプトが実現できれば何も怖いモノはない。そこで、次に幾つかの新しいコンセプトとその考え方を詳述しよう。

五つの新しいコンセプト

〈1〉新しいコンセプトは、「真似しない」ことから始まる。

コンセプト創造のために、ＩＴ技術が大きな力になっている。この技術を有効に駆使すると、トラブルや異変や副作用の心配が少なくなり、自信を持って前に進むことができる。いわゆる完全なるパクリは模倣（真似）そのものだが、模倣の領域から反れた範疇での創造は、真似の世界から遠去かる。

だから前進できるコンセプトを常に編み出すことが肝要になってくる。

〈2〉新しいコンセプトは、「疑問・好奇心」から生まれる。

新しい価値の創造の成果を得るためには、疑問を出発点として可能性をできるだけ広げてからスタートすべきである。

苦しい作業ではあるが、これを進めている内に段々楽しくなってくる。これからの時代はますます、分野横断的な仕事の重要性が増えてくるに違いない。好奇心を持つことは、新しいコンセプトが生まれる大きなキッカケともなる。俗にいう「興味・関心・疑問・好奇心」の一つひとつは、自らを大きく前進させる四輪駆動装置なのである。

〈３〉新しいコンセプトは、「アナロジー（相似）」から発想する。

我が国のある研究者（工学系）は若い時、船の波と飛行機の衝撃波のアナロジー（相似）に気づき、その発想の実現化はその後、世界中に大きな影響を与え、莫大な省エネルギーを実現した、と自らの著書に記している。このアナロジーの発想は、世の中の幅広い事象に常に見られる現象だから、是非新しいコンセプトの創造に役立ててもらいたい。

〈４〉新しいコンセプトは、「ゼロベース思考」から出直す。

平凡な言い方だが、行き詰まった時は一度頭の中を空にすることが必要である。「原点に戻れ」などとも表現される。これがいわゆる「ゼロベース思考」である。いかなる商品企画でも、経営方針でも同じだ。思い切って、「ゼロベース思考」をすることから、より優れたコンセプトが生まれてきやすいのだ。

〈5〉新しいコンセプトは、「議論」から閃《ひらめ》く。

議論というとすぐ、机上の空論を想像しがちな人も少なくないと思うが、大切なことは自由な雰囲気の中で、遠慮なく発言できる会議や、ミーティングが不可欠であるということである。重要なミーティングは必ず記事録が残される習慣も手伝って、初めから終わりまで硬直し放しのミーティングも少なくない。ましてや、変な規約があったり遠慮したり、上下関係を気にするようなミーティングから、斬新で素晴らしいコンセプトが生まれてくることはまずあり得ない。いっそのこと、居酒屋で全員が同じテーブルに座って、酒でも呑みながら活発に議論したほうがいい場合もあるかもしれない。また、異業種の人たちと議論することなども極めて大切である。異業種の人たちと議論していて、ハッと目覚めることが少なくないのも事実である。これは今まで、使わなくてもいいと考えていた、遥か遠く彼方の知識データや種々のモデルとの接点に、今さらながら改めて気がついて新しいコンセプトが閃くことも少なくないからである。

●キーポイント

【先哲の名言】私は一日たりと所謂、労働などしたことがない。何をやっても楽しくてたまらないから。

世界の発明王：トーマス・エジソン

3）医薬品・医療機器営業力の本質

ＭＲ諸君、会社の上司や幹部から「もっと腕を磨け」と叱られたことはないだろうか。そもそも、初めからプロフェッショナルでない人間が取り組んでいる仕事なんだから、厳しく叱られても仕方ないとも思う。今や、製品そのもので差別が難しくなった時代である。売上げに最も寄与しているのは人間関係である営業力なのだ。製品さえ良ければ売れるという論理は明らかな錯覚である。製品が良いのに売れないのは、その製品の良さを理解できないユーザー側が悪いという論理を、社内で正々堂々と展開しているある大手医療関連企業も知っているが、そういう企業は、常識をわきまえない時代錯誤も甚だしいといわざるを得ない。

医師やその他の医療従事者に選ばれる第一のハードルが、その製品を売り込みにきたＭＲの「人間性と会社」であるから、それを買っていただく営業であることに目覚めなければ、その企業は必ず大きく取り残される。

そのためには、ＭＲ一人ひとりの営業力を磨きあげ続けることが大事になってくる。

かつてはよく、「足で稼げ。営業は根性だ」などと言われ続けてきたが、最近は少し様変わりしている。

つまり、「足」から「心理を読む」時代に変貌してきている。

もちろん、基本は「足」かもしれないが。足も運ばないで、こちらの訴求ポイントを十二分に理解してもらえるはずもない。

新たに気づく点はここ数年来、書店に並ぶ書物に「顧客の心理を見抜く〜云々〜」とか、「どんな相手でも味方につける最強の心理戦術」、「好かれる心理術」など、「心理作戦」を謳い込んだ書籍が多いことである。

我々MRも、日常の営業活動の中で、すでにこのスキル、つまり「心理戦術」を展開していくことが極めて重要である。たくさんのスキルの中でも、「傾聴」、「質問」、「反論」などは決して欠落させてはならないスキルである。

しかし、問題はこれらのスキルの類を、タイミングを考慮せずに使った時である。生兵法は大怪我の元である。というのは、我々MRがこのスキルを使う相手が、よりによって「人間を診るプロ」の医師だからである。スキルの世界で怖いのは、相手のスキルが自分よりも上であれば、こちらの手の内は相手に全て見透かされているということだ。こちらが、レベルアップしない限り、相手のスキルのレベルが分らないという厄介な世界なのだ。

「コミュニケーション」、「説得」、「交渉」のいずれにおいても、スキルやテクニックは重要だ。

ただし、スキルを使う時に最も重要な三点は、医師に対する①誠実さ、②真摯さ、③謙虚さである。医師の立場に立って、心底から医師の気持ちを理解しようと努めない限り、スキルのレベルアップは絶対に望めない。

●キーポイント
【先哲の名言】何かを成し遂げようという気持ちがなければ、世間のどこへ行っても頭角を現わせない。
デール・カーネギー

4）もっと楽に医師と信頼関係を作るコツ

MR諸君、医師との営業面談の過程においてのやり取りは、「意識的」と「無意識」の両方からなるコミュニケーションから成り立っていることに気づいているだろうか。

同じものを見ても、見えている現実は人によって違うように、対話は言葉だけのやり取りではなく、言葉以外の要素、たとえば、表情、ボディランゲージ、声のトーンなどでもコミュニケートをしている。黙っていたとしても、それはそれで立派なメッセージなのである。

つまり、対話は意識が感知する言葉と無意識が感知するものとの二つの意味から構成されているのである。

コミュニケーションの取り方の上手い人は、①自分は何がしたいのか。どうありたいのか。一方、相手が自分に何を望んでいるのかを、初めにハッキリ明確化させて話題の本質（中核）へと入っていく。この点が、重要なポイントである。

次に、②相手からこちらサイドが望むような反応が得られなかった場合は、違うやり方を試してみるというサイクルを回すことが必要である。

人間は、顔も性格も育ちもみな違う。医師も含め、たくさんの人と良好なコミュニケーションを保つには、孫子の至言をもじっていうならば「彼（相手）を知り、己を知れば百戦殆（あやう）からず」である。やはり自分への拘りを捨てる心の柔軟性が「鍵」となる。

コミュニケーションにおいて、「最良の方法は、相手の言葉で喋ること」と言われている如く、これは営業を行っていく上で、とても大切なことだ。多用される言葉には、ある価値観が含まれており、相手の言葉を使わせてもらうことにより、相手から「共感された」とか「受け入れられた」と感じてもらい、話を継続しやすい関係を構築することが容易になる。

一般的にいって、営業の世界にあって人は、必要なもの（ニーズ）ではなく、ほしいもの（ウオンツ）を買い求める傾向がある。そのためには、相手の性格を知ることがきわめて大切だ。性格を知るには、エニアグラムが役立つ。このエニアグラムは、二〇〇〇年の歴史を持つ「人間学」であり、人の性格を「九つ」に分類し、自分と他者との違いを認めかつ、理解するために用いられてきた。

現在は、米国のスタンフォード大学の心理学者を中心に体系化され、米国企業のマネジメント・スキルとして活用されたり、経営工学でのMBAコースにも採用されたりしている。

医療用医薬品、医療機器類営業の達人は、自社商品の特徴と競合他社商品の違いの説明を最小限に止めている。それよりも、「この商品を処方（使用）いただくことで、〇〇になります」とか、「〇〇と思われるようになる可能性があります」というように、結果的に「順調に上手くいきますよ」、つまり、『先生の世界観にピッタリの医療用医薬品、機器類ですよ」ということを、さりげなく気づかせるのが上手いのである。

参考までに、後欄に米国スタンフォード大学の心理学者が中心になって体系化され、経営工学のMBAコースにも採用されている人の性格の、「九つ」のタイプを紹介する。

MR諸君の性格タイプは、「九つ」のうちのどれに該当するか？

●〈タイプ：1〉完全でありたい人。
●〈タイプ：2〉人の助けになりたい人。
●〈タイプ：3〉成功を追い求める人。

●〈タイプ：4〉特別な存在であろうとする人。
●〈タイプ：5〉知識を得て観察する人。
●〈タイプ：6〉完全を求め慎重に行動する人。
●〈タイプ：7〉楽しさを求め計画する人。
●〈タイプ：8〉強さを求め自己主張する人。
●〈タイプ：9〉調和と平和を願う人。

●キーポイント
【先哲の名言】相手に気に入られる最上の方法は、あなたが聞いたとおりに、相手が語ったことを再び語ることだ。

マーク・トウェイン

5）医師の「優先感覚（五感）」を最重視しよう

MR諸君、「優先感覚」って何のことだと思いますか？

人がいわゆる情報を感知する「五感」には、①視覚、②触覚、③聴覚、④嗅覚、⑤味覚の五種類があることは知っているだろう。

医師が無意識のうちに使っている言葉に、ペーシングするには、医師が優先的に使っている「感覚」に気づく必要がある。優先的に使っている感覚というのは分り辛いかもしれないが、いわゆる「五感」の中のどれか？　ということである。

よく女性には目に見えない「第六感」が働いていると言われるが、それはさておき、人間には外部からの刺激、即ち情報を感知するにはこれらの「五つの感覚」（五感）しかない。誰もがこの「五感」のうち、どれかを優先的に使って脳で情報処理をしているのである。そこには必ず、優先的に使う感覚の序列が生じる。

以下の例は、医療用医薬品、機器類営業とは異なるが自動車のディーラーで新車を試乗した人の三種類のコメントである。ＭＲ諸君が医師との面談時の参考になれば幸いである。

（Ａ）「この車、見た眼よりも広いしボディのカーブが何ともいえません。視野も広くマホガニー調の計測器のダッシュボードのデザインは、実にシックで素晴らしいです」

（Ｂ）「スムーズな吹き上がりのエンジンの音がいいね。作りがシッカリしているようで、ドアを閉めた時のズシッとした音がたまりませんね」

（Ｃ）「ググッとくる加速には驚きました。座席はゆったりしているし、シートが硬めなのもいいですね。シフトノブが木製なので温かみもあります」

MR諸君が最も興味を惹かれた「感覚」はA・B・Cのどれであろうか？ もし（A）であれば「視覚優先」、（B）であれば「聴覚優先」、（C）であれば「触覚優先」タイプである。

この三種類のコメントが同じ新車のものであるとしたら、ユーザーが優先的に使っている感覚に合った内容や言葉を使わなければ、ユーザーの気持ちにフィットしないことが容易に分るはずだ。

（A）の「視覚優先タイプ」の人は、「君の話は全体像が見えないね」とか、「どうも、イメージが湧かないよ」というような、視覚に関連する言葉をよく使うと言われている。

また、情報が視覚的に「絵」として記憶されているため、記憶にアクセスするのがとても早く、かつ、話もあちこちに飛びやすい。また、話すスピードも速い傾向があると言われている。同時に、相手の表情の変化を掴むことに長けているとも言われている。

（B）の「聴覚優先タイプ」の人は、「その考えはシャープだね」とか、逆に「その考えには共感できないね」というような、聴覚に関する言葉を多く使う傾向がみられる。同時に、言葉の意味を大切にするタイプなので営業パーソンが説明する「理由」や「ロジック」の乱れに極めて敏感である。

さらに言葉の響きや、相手の声のトーンから、その説明に嘘がないかどうか？　を咄嗟にキャッチする能力に長けている、と言われている。

（Ｃ）の「触覚優先タイプ」の人は、「ピタッとはまる」とか逆に、「どうも、腑に落ちない」というような、すなわち身体や皮膚感覚に関連する言葉を多用しがちである。こういう人は、イメージや言葉を一旦、身体の中で咀嚼してから話をするタイプなので、話すスピードはさほど速くはない。そのため、早口の人と話すのが苦手な傾向がみられる。ただし、即答しないだけで相手が一体何を言いたいのか？　じっくり見極める能力に長けているし、その場の雰囲気から、全体的な情報をキャッチする能力に長けている。いわゆる、ＫＹ人間ではないということである。

このように、相手が優先的に使用している感覚によって、特徴的な言葉がたくさん存在するので、医師との面談、対話の際もその辺を十分わきまえて臨むことが肝要である。

●キーポイント

【先哲の名言】人間の持つ性情のうちで最も強いものは、他人に認められることを渇望する気持である。

ウィリアム・ジェームズ

6）医師の処方観を察知しよう

医師と面談する場合、最も大切なことは、医師がどのようなことを大事にしているのか？どのような世界に生きているのか？　つまり、医師の世界観や性格（気質）を尊重することである。その昔、釈迦尊は「人を見て法を説け」という至言を残された。

これは、単なるテクニックやスキルの問題ではなく、人は皆、顔が違うように、違った世界観の下で生きていることを認知しなければならないということを言っている。

MRの課題の一つは、モノをモノとして捉え、特徴や利点を優先的にディテールし、ワンパターンのセールス・トークで済ましている点である。

医師の世界観とは一体何であろうか？　それは、紛れもなく医師にだけ与えられている「診察観」や「処方観」などであり、薬剤選択の際の嗜好スタイルにも該当する。

医師は、何を重視して薬剤を選択されているのであろうか、それは、薬剤効果の持続時間なのか、薬剤の切れ味なのか、マイルドさなのか、副作用の少なさなのか、ガイドラインやエビデンスにマッチしているからなのかなど。また、薬剤の有効性を重視されていても、リスク（副作用）はできるだけ回避したいタイプなのか、多少のリスクは、この疾患の場合止むを得ないと考えるタイプなのか、周囲の大勢の医師たちの評判を聞いた上で慎重に選択するタイプなのかなど。それでなくても、多忙極まりない医師に対して、各々の医師が重視している価値観（世界観）の違いに則して、ディテール内容を絞り込んだり、変化を持たせるとなお良い。また、話する話題の順番も言い方も、医師によって変えたほうが説得力が増すことが多い。

●キーポイント

【先哲の名言】やるべきことは、どの考え方が自分にとって自然であるかを見出し、その考え方に従うことだ。

デール・カーネギー

7）科学的営業をするスキルを身につけよう

医師との数多くの面談をこなしてきたMR諸君、医療用医薬品や医療機器を楽しみながら営業していくには、科学的観点からみた営業スキルの効果的活用が必須であることはすでに周知のとおりである。

人間の脳は右脳と左脳に分れている。言葉やロジックを重視した説明（ディテール）は「左脳」への刺激である。この場合、いくら左脳が刺激を受けても、「ふーん、それで……」であり、ほしいという「欲求」や「衝動」には繋がらない。なぜなら、「〇〇したい」という欲求は主に「右脳」によって起こるからである。

たとえば、「視覚タイプ」の医師には数値のグラフ化はもとより、「効果はこのようにクリアでありまして」とか、「注目していただきたいのは」といった、視覚に関連する単語を織り交ぜると、ベクトルがマッチしやすい。またパワーポイントもあえて手書きにするとか、部分的にアニメーション化するとか、あるいは、へたうま的に「工夫した漫画」を入れるなどすると、視覚への刺激は一層高まるのである。

次に、「聴覚タイプ」の医師には、「ググッと下がります」とか、「ピシャッと抑えます」といった、擬音のフレーズが効果的だ。ただし、やり過ぎは逆効果である。

最後に、「体感覚タイプ」の医師には、たとえば、「首筋が重いとか、ツッパリ感というのは」とか、「家庭用血圧計でマンシェットがシューと緩み、値が一三〇くらいならば患者も云々～」といったような、擬音が効果的である。

つまり、医師に対して医療用医薬品や医療機器を、楽しみながら営業していくには、「医師の右脳」をいかに科学的に刺激するかが大変重要なのである。

あわせて「医師の心理」の先読みができれば鬼に金棒である。

医師は、「プロの心理学者」でもあるので、ＭＲ諸君もそのレベルに近づけるよう、日頃からの地道な努力が必要であることはいうまでもない。心理の先読みの場合、大切なポイントは「不審・疑念対策」を先に盛り込んでおくことである。これは、医師攻略のシナリオを描く上で、忘れてならない要素であるがなかなか難しい課題でもある。

医師は、「このＭＲのいっていることは本当なのか？」とか、「良さそうだけど、今じゃなくてもいいかな？」とか、「他を検討したほうがいいのでは？」と、後悔する可能性を秘めた事象を未然に防ごうとする。

薬剤でいうならば、「良さそうだが、都合のいいデータばかりを見せているのではないか？」とか、「効果が強いというけど、どのメーカーも同じことをいっているぞ。大した違いはないいんじゃないか？」といった不審や疑念を持たれることが多い。

予想される不審や疑念を払拭するには、そのためのセリフを最初からシナリオに盛り込んでおけばよいのである。

たとえば、「～とお考えになっておられるかも知れません。それも、当然なのですが」と、そう考えるのは当然だ、と先生の見解を素直に認め、その上で「その点につきましては実は、このデータにありますように……」と続けられる流れにしておくのである。

こうした流れがあれば、不審感を持っておられなかった先生にも、「そうか、よく考えているな」と思ってもらえるはずである。

一方、不審感を持っておられた先生は、「おっ、こいつは分っているな」と思ってもらえる。頭脳明晰な医師の心理を先読みして、先手を打つのも科学的な営業展開をしていく上で極めて重要な「鍵」である。

●キーポイント

【先哲の名言】私は、どんな目にあっても決して落胆しない。価値ある仕事をやり遂げるための必要条件は三つある。第一に勤勉、第二に頑張り、第三に常識である。

世界の発明王：トーマス・エジソン

8）自分という「ブランド」を作って医師に認知してもらおう

MR諸君、自分に何か誇れる「ブランド」がありますか？ そう問う私には、人に誇れる自己ブランドはない。それではなぜ、「自己ブランドなのか？」というと、答えは簡単である。

ＭＲ諸君自身がブランドになれば、その他大勢のＭＲ諸君の中から抜きん出るし、医師の方から君を指名してくださる可能性が強いからなのである。

一ＭＲにとって、多くのＭＲの中から抜きんでることは、実に嬉しいことである。

ファッション的なブランドといえば、ＭＲ諸君もご存知のとおりバーバリー、シャネル、グッチ、コーチ、トラサルディなどたくさんある。ただしブランドはモノだけの話ではない。人間だって同じである。

医師が何かで困った時、医師のもとに毎日訪問してきている何人ものＭＲの中から一体、誰を思い浮かべるであろうか？　ブランドのロゴは、一目で違いが分る信頼のマークだが、「ブランド人」とは、医師の気持ちを癒し、いっそのことこのＭＲと一緒に何かをしたいと思わせるような人物を指す。

今、ＭＲ諸君は、顧客である医師からどのような

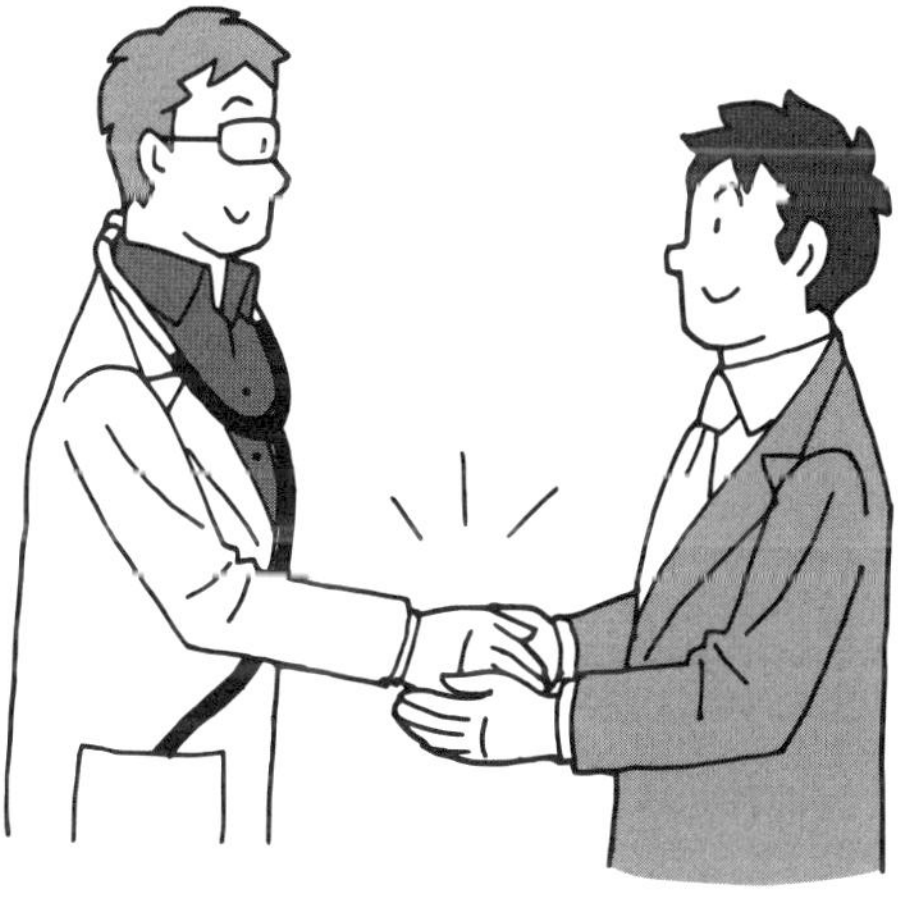

言葉で語ってもらいたいか？　すぐに答えられるようであれば、君は優れた戦略家であり、すでに自分をブランド化することに半ば成功していると断言できる。

自分のことを、どのような言葉で医師から語ってもらいたいかとは、その他大勢のMRと君が、どの辺りを違って見られているか、ということに他ならない。

つまり、他のMRとの違いが明らかであれば、君自身が立派な「ブランド人」なのである。言い換えれば、ターゲットである医師の頭の中に、自分の居場所をどこに確保するかということである。ここが、「Only one」と「One of them」の違いである。

前出の世界的に著名なブランドは、生存競争の激しい世の中で生き延びている世界的な企業ブランドである。こうしたブランドは、従来と何の変哲もないように感じさせる一方で、時代の変化に対応しながら、微妙に製品とそのポジションを変えていることに気がついているだろうか？　ブランドがブランドたり得るのは、ブランドに対して顧客が何を期待しているのか？　どんなイメージを演出していけばいいのか？　などを常に分析し、それに応え続けているからである。

その中でも、医療用医薬品は代表的存在である。

たとえば、当たり前の話だが、前出のブランド企業のハンドバッグは工場で作られる。その工場は、高級リゾート地にあるわけでもなく、リッチな職人が作っているわけでもない。ただの「ハンドバック」なのである。（正直いって、日本で作ったほうが質が良くなるのではないだろうかと思うこともあるが…）

ところが、そのただのハンドバッグが店頭に並ぶとたちまち、高級ブランドに変身する。さて、これは一体どういうことであろうか？

一言でいうと、製品は工場で作られるが、ブランドは顧客の頭の中で作られているからである。つまり、ブランドは顧客の勝手な期待と思い込みから作られているということである。

この意味合いから、ブランド製品が最高に優れているから売れていると思うのは明らかな幻想だ。目で見て香りを嗅ぎ、手触りを感じることのできるハンドバッグであっても、自分に似合うかどうかは別にして、このハンドバックを持っていたら、他人からこう思われるだろう、という顧客側のイメージがブランドを作りあげているのである。ブランドであり続けている企業は、このイメージ操作が実に巧みなのだ。

であるとしたら、目で見ても分らない、香りでも判断できない、触ってもどの程度いいのかも分らない商品などの良し悪しは、一体どこで決まるのであろうか？

それは、ユーザーの頭の中、そう、「イメージ」で決まるのである。

その、代表的なイメージ商品といえば、ＭＲ諸君が売っている医療用医薬品であり、医療用医療機器類である。臨床試験で効果が立証されている以上、どの薬剤だって大して変りなく、同じように効くはずである。

ところが、同種または異種類似薬の中で、ハッキリと勝ち組と負け組に分れてくる。これは一体、どうしてなのだろうか？　担当ＭＲ数？　訴求ポイントの優劣？　適応の幅の問題？　剤形の問題？　エビデンスの有無？　納入価格？　薬剤の利幅の問題？　副作用の問題？　機器類の安全な使い勝手の問題？　などだけではなさそうである。

ブランドイメージは、企業名が「姓」、商品名が「名」に相当する二重構造になっている。単に、企業のロゴを印刷したり、イメージの良い広告を打つだけでは、企業としてのブランドは形成されない。また、経営者が会社や製品について夢やビジョンを熱く語っても、ブランドになれるはずもない。企業のブランドイメージは、製品を通じて顧客に何を約束しているのか、その約束をどのように守り続けているのかで決まるのである。

企業として、ユーザーとの約束を明確に実行しないまま、良い商品なので使ってください、と売りに走っているようであれば、製品イメージはもちろん、企業としてのブランドが形成されるはずがない。

仮に、その企業のある商品がバカ売れしたとしても、その商品のライフサイクルが終われば、その企業も終わりということになりかねない。

数年前、ミクス社の特集記事に「医師一〇〇人×六診療科アンケートにみるＭＲ像」というのがあった。ご存知のＭＲ諸君も多いと思う。その中で、医師側の貴重な意見として「役立つけれども不足しているもの」としていくつか上げられている。

具体的には、①「患者との会話に利用できる医薬品情報」とか、②「地域連携医療に関わる勉強会・研究会の開催サポート」などが上げられている。この「不足している」と医師たちが感じているモノが、企業ブランドをより強固なものにする上での貴重なヒントになるのである。ブランド企業がブランドであり続けるのは、顧客が何を期待しかつ、どんなイメージを演出していけば、顧客のウオンツにフィットするかを常に分析し、それに応え続けているからに他ならないのだ。

医師たちが不足しているモノと感じておられる前出のモノは、中身こそ違え正に様々な顧客が企業に期待しているものなのである。これらの顧客（この場合は医師）の期待に対し、ＭＲ諸君は日々、一体どのように応えているのだろうか？

●キーポイント

【先哲の名言】成功者を作りあげる条件は数々ある。健康な身体、活力、耐久力、分別、熱中、そして才能である。しかし、ここに出さなかった条件の内、それが無ければ他の条件を束にしても成功はおぼつかない条件が唯一つある。それは、「勤勉」だ。

デール・カーネギー

9）自分の限界を破り、素早く変化しよう

今から一五三年前の一八五九年、生物のそれぞれの種は、神によって個々に創造されたものではなく、極めて簡単な原子生物から進化してきたものであるという説を、世界で初めて体系つけて「進化論」を首唱したチャールズ・ダーウィン（英国の生物学者：一八〇九～一八八二年）は、「最も強いものが生き残ったのではなく、最も賢いものが生き残ったのでもない。最も、変化に対応できたものが生き残ったのだ」と結論つけている。

世の中の変化に対してどう対応していくか？　MRとして、製薬企業として生き残っていくためには何が必要であり、かつ、どのように対応を続けていくべきだろうか？　という極めて素朴な質問と真っ正面から向き合わないと、この問題は絶対に解決しない。

変化は、いつの時代も好むと好まざるとにかかわらず必ず、やって来ている。この変化をピンチと捉えるかチャンスと考えるかは正に、その人や企業の考え方、価値観、信念次第というところである。

たとえば、グラスにワインが二分の一あるという事実を、「もう、半分しかない」と考える

か、「あと、半分も残っている。」と考えるかの違いである。問題は、いったいどちらの考え方を採択するか？　ということである。

たとえば、高血圧や糖尿病はご本人にとっては厭なものだが、製薬企業にとっては大事な顧客のはずだ。同じ出来事でも、「認識」や「状況」、「立場」によって解釈が変わってくる。モノの見方は幾つもあるということだが、上司から「視野を広げろ」とか「もっと自信を持て」と言われても、そしてそれが頭で分っていてもなかなかできないとしたら、どうするか。

この問題の主たる原因は、「どうせ、やっても意味がない・できない・無理」というような、マイナス思考の認識が根底にあることが多く、自分を守るために自ら限界を作っているところが大である。ただ、このような戦略は決してマズイものではないが、自分の可能性を最大限に引き出そうと考えたら、「できない」、「無理」という自己暗示はストップさせたほうが賢明である。

従って、あるとしたら、現在の最高の戦略は、時代の変化に合わせて自分をどんどん変化させていくことに尽きる。チャールズ・ダーウィンの至言のとおり、「強いもの、賢いものが生き残ったわけじゃない。変化に対応できたものだけが生き残った」のであるから。

●キーポイント

【先哲の名言】アイディアを思いつくから楽しくなるのではない。楽しいから、アイディアを思いつくのである。「アイディアのヒント」の著者：ジャック・フォスター

10）ＭＲに必要な三つの能力と五つの財産

「売れる営業」といったほうが適切なのか、否、「売る営業」といったほうが適切なのか？表現は別として正に、いつの時代でも営業に必要な主題はあまり変わらないと思う。その「能力」と「財産」の数は、人によって多少の多寡はつきものである。とりあえず次にいくつかの「能力」と「財産」と目される事柄を列挙してみよう。

〈三つの能力〉

この能力を決して甘くみてはいけない。この「三つの能力」は、やさしい表現ではあるが、「営業の能力」の基本柱であると思ってほしい。

（1）**知識能力**……自社医療用医薬品の知識、競合他社の医療用医薬品の知識、顧客（この場合は医師）のウォンツを把握する。これは、何百年も前から脈々と流れており、今の世でも第一優先的に求められる能力である。

最近では、マーケティングの世界でいわゆる、「３Ｃ」(Company, Customer, Competitor)

などと耳触りの良い言われ方もされている。何はさておき、まずは医師たちに是非お薦めしたい医療用医薬品のご処方や、医療機器類を安心して使っていただくに叶うだけのあらゆる知識が肝要である。これは、学術的知識のみならず、その医療用医薬品、医療機器類の周辺情報に至るまで、幅広く深い知識が大切である。

（２）**情緒能力**……医師は、「思いやり、優しさ、真心」の籠った誠実・熱意・真剣さが溢れるＭＲが薦める医薬品処方、医療機器類の使用を考えないはずはない。もっとも、患者の病状に合致したすなわち、科学的なエビデンスが基本にあることが最低条件となる。

（３）**意識能力**……プロ根性がなければ、医師たちは優しく見てくれない。医師たちは立派なプロである。プロは、「アマチュアとプロ」の区別など朝飯前である。このプロ根性がないと、いくら商品知識があってトークがグッドだとしても、医師に容易に見透かされてしまう。会社から言われたとおりのことを単にこなしているだけの、一介のサラリーマンの域を出ていないいな……と。

ここで私は、上記三つの能力の畑に、三つの「き（気）」を植えたいのである。一つは、「やる気」、二つ目は、「本気」、そして三つ目は、「根気」である。

ＭＲ諸君、植えた「き（気）」には時々、水や肥料をやって、日光にも当ててもらいたい。そして時々、「き（気）」の育ち具合を自分で点検、検証、確認してもらいたい。

年輪を重ねていく地道な努力こそ、「売る営業」の大事な栄養素なのである。「栄養力は営業力」という言葉もあるが、正に、地道に努力してつけた力（栄養力）をいかに発揮するかが「鍵」である。

〈五つの財産〉

この財産は、万人の心と身体の中に必ず宿っている。場合によっては、眠っているかもしれない。もし、眠っていたら叩き起こすことだ。

（1）時間という財産。

お金と違って、時間を預かってくれる銀行はない。しかし、時間はお金を生んでくれる大きな財産であり、誰にでも平等で、しかも誰にも盗めない財産でもある。

（2）エネルギーという財産

影響力の強い人間になりたかったら、誰もが体内に持っている熱くなれるエネルギーという財産を燃やすことである。

（3）集中力という財産→詳細は割愛する。

（4）技術という財産

これは、営業でいうと「人を動かす能力」である。人を、その気にさせて動かす能力とも言える。

（５）想像力という財産

今、石器時代の人がタイムマシンで現世にきたら、びっくり仰天であろう。なぜかというと、彼らは、鳥を見て「空を飛べたらいいな」と想像していたわけだから。「こういうのがあったらいいな」とか「こんな風に便利になればいいな」と想像していたことはおおむね、現世で確実に実現されてきている。

人間の想像力は、色々なモノをこの世に生み出してきている。ただし、この想像力は厄介な点も内包されているので注意が必要である。この想像力が「わくわく」を想像した時は何かが創造されるが、「恐怖」を想像した時は、怖くて動けなくなる可能性があるので要注意である。たとえば、お化け屋敷に入る時、怖いと思って入ろうとすると足がすくんでしまいがちだ。想像力はこのように、行動力にも明確に影響を与える。人間が持っているこの想像力は、いいモノも悪いモノも生んでくれる貴重な財産なのである。

以上、「五つの財産」のうち、ハッキリ言えることは、（１）の「時間という財産」以外はいくら使っても、少しも減りもしないし、無くならないから素敵な財産である。

●キーポイント

【先哲の名言】優れた医者は道端に生えている雑草を見ても、それが何の薬になるかを知っている。

空　海

11）真のプロになるための「五つの条件」

ここまで、理想のMRになるべき様々な条件や能力を述べてきたが、最後に私の体験や実感から、理想のMRとは！ を一言で言うとと考えた時、それは「プロフェッショナル」になれ、「プロフェッショナル」の自覚を持つということではないかと思う。

職業のジャンルは、この際問わない。仕事をすることによって報酬を得ている人間は全て、すでにプロフェッショナルである。

アマチュアとプロフェッショナルの違いは一体、何であろうか？

第一は、プロは「自分で高い目標を立てられる人間」であると言える。

自分なりに、ホドホドにやればいい、この程度でいいだろうなどと、目標をできるだけ低く抑えて、なるべく楽をしようとするのがアマの特徴である。

プロは違う。プロは、自分で高い目標を立てて、その目標に責任を持って挑戦していく、高い志と意欲を持っている。

第二は、「約束を守ること」だ。

約束を守るということは、成果を出すということである。自分に与えられた報酬に相応しい成果をキッチリ出せる人、それがプロである。成果を出せなくても何の痛痒も感じず、やれなかった弁解を繰り返して、その場をやり過ごそうとする人がいる。アマの典型である。

第三は、「準備すること」である。

プロは、絶対に成功するという責任を自分に課している。絶対に成功するためには、徹底して事前準備をする。準備に準備を重ねる。自分を鍛えに鍛える。そうして、勝負の場に臨むから、プロは成功するのである。

アマは、準備らしい準備もほとんどせず、まあ上手くいけば勝てるだろう、という程度の軽い気持ちで勝負に臨む。この差が、勝敗の差となって表れてくるのである。

第四は、「進んで代償を支払おうという気持ちを持っていること」である。

これこそ、プロとアマを分ける決定的要因である。

つまりこれは、プロになるためには欠かせない絶対的条件だと言える。それは、プロであるためには高い能力が不可欠である故、その高い能力を獲得するために「時間」と「お金」と「努力」を惜しまない、犠牲を厭わない、代償を悔いない。それが、プロである。犠牲をケチり代償を渋り、自己投資を怠る人は絶対にプロにはなれないことは自明の理である。

最後の第五番目は、一流と言われるプロに共通した条件を挙げる。

それは、「神は努力する者には必ず報いると、心から信じ切っていること」である。一流のプロは、不平や不満はそれに相応しい現実しか呼び寄せないことを十分知り尽くしており、「感謝」と「報恩」の心で前向きに力強く生きようとする。

さて、MR諸君はこれらの条件を満たしているだろうか？　否、満たすべく日々の努力に怠りはないであろうか？　地道に愚直に前に向かって一歩ずつ……。

●キーポイント

【先哲の名言】私の望むことは全て実現する。まず、こう心に宣言することだ。

ジョセフ・マーフィー

おわりに

全国の医師の先生方、爾来のご無沙汰の段、何卒お赦しください。

これまで全国の大勢の先生方の温かいご指導・ご鞭撻・ご指南を頂戴し、誠にありがとうございました。

医療用医薬品及び関連医療機器類の営業に携わって、MR活動約四〇余年の間の、幾多の修羅場の経験、体験を踏まえ、拙筆を執った次第です。二〇〇三年より、これまでの本来業務と並行して本格的に手かけて参った、「MR育成：鬼の石川塾／石川道場」の鬼道場主の眼から見て、また医師のお仕事の真髄は「医」は「仁」であるとの一貫した精神に立脚して、患者の治療にあたって来られている先生方と、各社MR各位との今後さらなる信頼関係強化、構築のより良き橋渡しができればというのが執筆の本意でございます。

「誰も書かなかった、~云々~」…と大胆な文言をつけさせていただきましたが、何卒、「何を生意気なことを記しているのだ」とお怒りにならないでくださいますよう、伏してお願い申しあげます。

あわせて、本書の内容に「ああ、このことは多分俺のこと、もしくは俺たち仲間のグループのことを例に取りあげて記しているんだな」とお感じになられるケースも問々あろうかと存じますが、その節は小生の厚顔に免じて何卒ご海容ください。先生方の御芳名や御施設名を活字にしたりして、ご迷惑がかかるような纏め方は一切致しておりませんので、くれぐれもご寛容ください。

これまでの約四〇余年間、多くのお医者様と接し、お医者様が持っておられる崇高かつ数多の権限を、患者のために有効に生かしていただくための具体的な行動の継続こそが、医療用医薬品・医療機器営業MR活動或いは、MRという職種が存在する本来の真髄であると深く認識いたしております。本書の内容の幾つかが今後、MR諸君の活動の本質的な起爆剤となりかつ、行動改善の礎となって、先生方の日常のご診療のお手伝いの一環になれば幸甚の極みといたすところであります。

末筆になりましたがこの度、推薦文を認めてくださった千葉県鴨川市の亀田総合病院特命副院長の加納 宣康先生、誠にありがとうございました。改めて深く感謝いたしまして厚く御礼申しあげます。また、制作、編集にあたって約百年の歴史ある㈱雄山閣の企画編集室長神崎東吉氏には多大なご尽力をいただきました。重ねて御礼申しあげます。

【著者プロフィール】

◆ 石川孝司（いしかわ　たかし）

◆ 出生：一九四五年（昭和二一年）六月・現、愛媛県四国中央市新宮町に生まれる。

◆ 職歴：①シオノギ製薬㈱／②ヘキストジャパン㈱・現、サノフィ・アベンティス㈱／③テルモ㈱

◆ 職種詳細：

①シオノギ製薬㈱時代→神奈川県下にて営業職専任従事。

②ヘキストジャパン㈱時代→東京都内にて営業職専任従事。営業統轄ブロック長職経験。

③テルモ㈱時代→特定医薬品タスクフォース首都圏チームリーダー職、医療用医薬品及び栄養商品群プロダクトマネージャー職を経て、栄養商品群拡販プロジェクトチーム全国リーダー職。その後、医薬品（主して輸液剤）及び栄養商品群拡販プロジェクトチーム全国リーダー職を務める。一九九九年、PD（腹膜透析液及び関連医療機器類）部門プレジデントに就任。二〇〇三年より、営業本部部長・主席渉外役・エキスパートリーダーとして医薬品・栄養商品・医療関連機器類群を中心とした従前営業職分野に復帰従事。同時に、新人、若手、中堅、ベテランMRの階層別営業育成のための「鬼の石川塾」、「鬼の石川道場」を開設し、鬼道場主としてMR育成活動展開。同時に、主席渉外役として、全国医療機関のVIP医師・薬剤師・看護師長他の先生方との渉外職務をこなし乍ら並行して、二〇〇八年より全国の数多の病院様にて「院内接遇の極意」及び「病棟での誤薬防止」に関する院内講演会の特別講師役を勤める。院内特別講演会講師活動は概ね、月間三～五病院にてお引き受けして参り、月間の院内講演回数の最多は一ヶ月間に「六回」に及ぶ。

◆ 筆者・石川孝司宛個人メルアド：try-roman-0613@y6.dion.ne.jp

◆ 筆者・石川孝司宛連絡先電話番号：090-3594-2239

◆ 資格・中学校、高等学校教諭免許

◆ 第二〇回【二〇一〇年度（平成二〇年）】医業経営コンサルタント指定講座履修済終了証明書取得〈社団法人・日本医業経営コンサルタント協会主催〉

◆ 学歴：愛媛県立川之江高等学校卒業。日本大学卒業後、慶應義塾大学中退。

【参考／引用文献】

◆ 某著名医師作成図表：「理想のプロ MR 像」〈参考資料〉

◆ MR メールニュース：株式会社じほう社発信

◆ 営業の「聴く技術」：㈱ケンブリッジ・リサーチ研究所編／古淵元龍・大堀滋著〈ダイヤモンド社〉

◆「MR バブル崩壊時代に勝ち残る 7 つの眼」【医療制度改革と MR 活動】：川越 満著〈エルゼビア・ジャパン株式会社〉

◆ 上手に医師と自分につきあう 15 の秘訣「MR のための営業心理学」：佐藤龍太郎著〈エルゼビア・ジャパン株式会社〉

◆「本物の営業マン」の話をしよう：佐々木常夫著〈㈱PHP 研究所ビジネス新書〉

◆ 医療制度改革とMR活動「制度知識で他社 MRに差をつける33のQ&A」【考え方のコツがわかれば、MR一人当たり年間 330 万円の差に】：川越満著〈㈱ユート・ブレーン社〉

◆「楽しみながら売れる MR になるための 48 手」：池上文尋著〈㈱ユート・ブレーン社〉

◆ MRの果たすべき役割―求められる MR 像に向けて―〈(財団法人) 医薬情報担当者教育センター刊〉

◆ 人生に役立つ「偉人・名将の言葉」：童門冬二著〈㈱PHP 研究所〉

◆ 成功を手にする、理系思考 10 の法則「仕事のやり方間違えてます」：宮田英明著〈祥伝社刊〉

◆「デール・カーネギー名言集」：ドロシー・カーネギー編／神島康訳〈創元社〉

◆「人生成功の名言 389」：ジョセフ・マーフィー著／しまずこういち編著〈三笠書房〉

◆「病気になりたくてもなれない話」：宇田成徳著〈播磨環境会議講演集〉

◆「営業のビタミン」プラス・アルファ「売れる人間力」が付く法則：和田裕美著〈三笠書房刊〉

◆「製薬企業の MR に関する調査報告書」日経メディカル開発〈日経 BP コンサルティング〉

◆「広辞苑」（第五版）：岩波書店

◆「日本経済新聞記事」〈二〇〇一／八／二〇（土）朝刊〉

◆ 全国の大勢の御高名なお医者さんから頂戴した「金科玉条の至言集」：（私製）◆その他種々。

マンネリ営業《えいぎょう》マンにならないための処方箋《しょほうせん》
●必携《ひっけい》・MR 活動《かつどう》の心得《こころえ》●

2012 年 7 月 20 日　第 1 刷発行

著　者　石川 孝司
発行者　宮田 哲男
発行所　竹内書店新社

発　売　株式会社雄山閣
〒 102-0071　東京都千代田区富士見 2-6-9
電話 03-3262-3231　FAX03-3262-6938
http://www.yuzankaku.co.jp
印刷所　松澤印刷株式会社
製本所　協栄製本株式会社

Printed in japan
ISBN978-4-8035-0359-3　C2047
検印廃止